LAS RECETAS DE LA DIETA PALEOLÍTICA

Loren Cordain

Autor del *best seller La dieta paleolítica*

Con Lorrie Cordain y Nell Stephenson

Las recetas de la dieta paleolítica

Más de 150 recetas
para desayunos, comidas, cenas,
tentempiés y bebidas paleo

U R A N O

Argentina – Chile – Colombia – España
Estados Unidos – México – Perú – Uruguay – Venezuela

Título original: *The Paleo Diet Cookbook*
Editor original: Houghton Mifflin Harcourt, New York
Traducción: Alicia Sánchez Millet

1.ª edición Mayo 2014

ISBN: 978-84-7953-864-4
E-ISBN: 978-84-9944-742-1
Depósito legal: B-7.894-2014

Fotocomposición: Ediciones Urano, S.A.
Impreso por: Rodesa, S.A. – Polígono Industrial San Miguel – Parcelas E7-E8
31132 Villatuerta (Navarra)

Impreso en España – *Printed in Spain*

Para Marji y Dick
Loren Cordain

Para Pat y Dennis
Lorrie Cordain

A mi esposo, Chris, y a mi madre, Ellen
Nell Stephenson

ÍNDICE

Agradecimientos 11

Introducción 15

1. Los principios de la dieta paleolítica. 19

2. Las directrices de la cocina paleolítica 51

3. Los desayunos 73

4. Tentempiés y aperitivos. 89

5. Aves de corral. 107

6. Vacuno, cerdo y cordero. 127

7. Carne de bisonte, caza y cecina 145

8. Pescado y marisco 157

9. Ensaladas 183

10. Platos vegetarianos 201

11. Condimentos, aliños de ensalada, salsas
    y compotas de frutas 231

12. Bebidas y postres 257

13. Régimen alimentario de la dieta paleolítica
    para dos semanas. 275

14. Festines y comidas para *crossfitters* y atletas 291

Fuentes 305

Índice temático 309

AGRADECIMIENTOS

Escribir un libro es siempre un trabajo gratificante que requiere muchas horas y que no se podría llevar a cabo sin el tiempo, la dedicación y el esfuerzo de muchas personas. No obstante, este libro no habría llegado a existir de no haber sido por vosotros, mis fieles lectores y seguidores de la dieta paleolítica, que habéis dado fama a esta dieta ancestral y habéis convertido la palabra «paleo» en un término familiar. ¡Gracias!

Quiero dar especialmente las gracias a mi agente, Channa Taub, que ha trabajado incansablemente con nosotros en la elaboración de este libro, partiendo simplemente de una idea. Su cálido entusiasmo y su constante supervisión durante interminables horas al teléfono no tienen precio y han conseguido que la ardua tarea de escribir un libro casi pareciera divertida. Gracias a Tom Miller, mi editor, por su incesante apoyo y compromiso con el concepto de la dieta paleolítica desde sus comienzos. Desde aquí, mi reconocimiento a Nell Stephenson por su pasión y lealtad a la dieta paleolítica.

Mis disculpas a «los muchachos» por el verano que no fue; algún día lo entenderéis. Y por último, gracias a Lorrie por su apoyo y amor incondicional en el transcurso de estos veinte años. He disfrutado del viaje.

LOREN CORDAIN

Hace veinte años fui a la boda de un amigo a orillas del hermoso lago Tahoe, y me presentaron al doctor Loren Cordain. Poco podía yo imaginar en esos tiempos que estaba a punto de iniciar un viaje con alguien que iba a cambiar la visión de millones de personas sobre la dieta, la nutrición y el concepto de vida sana. He tenido la gran suerte de poder participar en la revolución silenciosa que comenzó con una sencilla pregunta: ¿cuál es la dieta óptima para el ser humano y cómo influye en su salud general?

Con dedicación, perseverancia e integridad, Loren ha respondido a esta pregunta y ha mostrado sistemáticamente a la ciencia y a los profanos el vínculo entre la dieta humana y el bienestar general. Juntos hemos adoptado el concepto de dieta paleolítica y hemos vivido fielmente bajo sus principios. Lo más gratificante han sido los innumerables testimonios de personas de todo el mundo que han escrito que, tras adoptar esta dieta, se han librado de enfermedades que padecían desde hacía años, eliminado los síntomas crónicos de las enfermedades modernas y descubierto una energía renovada y radiante.

Quiero dar las gracias a Loren por su duro trabajo, su compromiso de responder a preguntas fundamentales y su altruismo al guiar a infinidad de personas para que consiguieran eliminar sus problemas de salud y recobrar su vitalidad. Gracias, Loren. Yo también he disfrutado del viaje.

Además, quiero dar las gracias a mis padres por los sacrificios que han realizado para ayudarme a cumplir mis sueños. Siempre os estaré agradecida. A mi hermano, Michael, mi más sincera gratitud por tus años de amor y apoyo durante nuestras increíbles aventuras juntos. Has enriquecido mi vida. Quiero expresar mi aprecio a mis tres hijos, Kyle, Kevin y Kenny, por su paciencia y comprensión cuando sus padres han estado trabajando sin parar para cumplir con las fechas de entrega.

Gracias a Nell Stephenson por su contribución y su entusiasmo por este libro. Mi agradecimiento especial a Channa Taub por sus consejos y confianza en mis dotes de escritora. Por último, gracias a Tom Miller por su voluntad de llevar a cabo este proyecto y perseverar hasta hacerlo realidad.

LORRIE CORDAIN

Crecer con una madre *hippie* fue mi introducción a una visión saludable de la alimentación y de la actividad; eso me ha influido de tal modo que siempre ha sido algo intrínseco en mí. Aunque cuando era pequeña comía verduras crudas y anacardos a la hora del almuerzo mientras los demás niños y niñas comían mortadela con pan blanco, ahora sólo tengo palabras de agradecimiento para mi madre por su voluntad de asegurarse de que únicamente comiera alimentos saludables. ¡Gracias, mamá!

He de reconocer que mi maravilloso esposo, compañero de entrenamiento y mejor amigo, Chris, siempre me ha animado y motivado a seguir mi pasión por la nutrición y el *fitness* y a convertirlo en un negocio próspero. El ha sido también mi principal conejillo de Indias durante años de mis innumerables recetas, comidas y laboriosas cenas con amigos, que he creado o reinventado como paleoalimentos.

Por último, quiero dar las gracias a Loren, no sólo por invitarme a ser coautora de este libro, sino también por sus décadas de investigación sobre la paleodieta, que realmente pienso que es la forma en que deberíamos comer todos los seres humanos. Ha cambiado de tal modo mi vida, mi rendimiento atlético y mi práctica como nutricionista que no me imagino dónde estaría ahora de no haber sido por ella. Trabajar con él y con Lorrie, cuya experiencia y maestría tienen un valor incalculable, ha sido una maravillosa oportunidad en mi carrera, y he disfrutado enormemente con esta colaboración.

NELL STEPHENSON

Introducción

Las recetas de la dieta paleolítica constituye un programa práctico para ti y para tu familia, para que puedas cocinar y disfrutar de la dieta más saludable de todo el planeta: la dieta que te ayudará a optimizar tu salud y regular tu peso. Son muchos los beneficios que te aportará esta dieta: tendrás más energía a lo largo del día, dormirás mejor, mejorará tu actitud mental y aumentarán todos tus índices de salud y bienestar.

Es una dieta increíblemente fácil de seguir: sólo hay que comer frutas y verduras frescas, carnes magras y pescado. Aléjate de las secciones de hidratos de carbono de los supermercados y ya habrás conseguido un 85 por ciento de la misma. A medida que vayas eliminando los alimentos elaborados con azúcares refinados, cereales, aceites vegetales y sal, tu paladar irá respondiendo positivamente a la increíble gama de sabores y texturas que encierran los verdaderos alimentos. Los alimentos muy salados, los que son muy dulces y los procesados anestesian nuestro paladar a los sabores sutiles de los verdaderos manjares naturales. Con la dieta paleolítica, una fresa fresca se vuelve exquisitamente dulce y nos sentará muy bien, mientras que un sofisticado chocolate, una adulteración artificial del alimento real, nos resultará demasiado dulce y hará subir y bajar en picado nuestros niveles de azúcar en la sangre, lo que al final nos provocará malestar.

A veces lo que afecta a tu salud y bienestar no es cuánto comes, sino aquello que no comes. Aumentan las pruebas científicas de que los cereales, los productos lácteos, las legumbres y los alimentos procesados son los culpables de las enfermedades del síndrome metabólico (diabetes del tipo 2, patologías cardíacas, hipertensión, gota, acné, etc.), cáncer, enfermedades autoinmunes y otras. De hecho, conozco muy pocas afecciones crónicas que no respondan positivamente a esta dieta.

Si tienes alguna de estas enfermedades o simplemente quieres perder unos kilos de más y mejorar tu estado de salud general, ¿qué mejor forma de hacerlo que disfrutar de la paleococina que presentamos en *Las recetas de la dieta paleolítica*? Con sus más de 150 recetas, su régimen alimentario para dos semanas y cientos de consejos útiles para preparar, cocinar y servir paleoalimentos, te convertirás en un ganador (o en un perdedor, si lo que necesitas es adelgazar).

En *Las recetas de la dieta paleolítica* tengo el placer de presentarte a mi equipo de expertos culinarios, que entre todos suman décadas de experiencia sobre la dieta originaria de la humanidad y que harán que esta forma de comer y de cocinar sea sencilla, apetitosa y natural para ti. Lorrie, mi esposa y compañera de toda la vida, probablemente lleve más años comiendo paleocomidas que ninguna otra persona en el planeta, salvo por los pocos cazadores-recolectores que quedan. Ha preparado innovadoras y deliciosas paleocomidas y tentempiés durante casi veinte años, y ha sido la autora de casi todas las recetas de mi primer libro, *La dieta paleolítica*.

Los intereses de Lorrie abarcan muchas áreas: no sólo es una chef consumada, ex triatleta, corredora de maratón, *coach* de instituto por todo el país, y una madre y esposa maravillosa, sino también una profesora experimentada con másteres en educación básica y especial. Lorrie posee un talento exclusivo para fusionar mis escritos científicos con muchas de las innovadoras recetas de Nell Stephenson y confeccionar un libro divertido, coherente e importante para la cocina actual.

Nell Stephenson es una atleta Ironman reconocida mundialmente, corredora de maratones, asesora personal de *fitness* y nutricionista, y al igual que Lorrie es paleochef. En su investigación personal, ha probado prácticamente casi todas las dietas que existen. Al final descubrió la dieta paleolítica y le pareció que superaba a todas las demás. Nell se ha convertido en una defensora incondicional de la paleodieta y lleva años recomendando esta forma de comer a toda su clientela internacional, que incluye tanto a deportistas como a personas que intentan adelgazar o recuperar su salud.

Con una licenciatura en ciencias del deporte otorgada por la Universidad del Sur de California, experiencia académica culinaria y más de una década de conocimientos en la industria del *fitness* y de la nutrición, Nell aporta una importante experiencia práctica a las recetas que ella y Lorrie han creado para este libro. Vive en Los Ángeles y puedes contactar con ella a través de su web www.nellstephenson.com.

Las recetas de la dieta paleolítica debe su existencia a la popularidad de mi primer libro, *La dieta paleolítica*. Aunque se publicó hace ya unos cuantos años, se han ido vendiendo cada vez más copias con el paso del tiempo y últimamente se ha colocado entre los diez libros más vendidos de las listas sobre dieta y salud. Este historial de ventas para un libro sobre dieta o salud es prácticamente único, pues los libros de este género suelen venderse como pan caliente cuando salen al mercado, pero rápidamente caen en el olvido.

La dieta paleolítica y *Las recetas de la dieta paleolítica* difieren de otros libros culinarios y de nutrición en que están marcando unas pautas alimentarias para toda la vida que no se basan en ideas falibles de médicos dietistas carismáticos cuyos libros acaban desapareciendo, sino en la dieta ancestral de nuestra especie. Ésta es la dieta fundamental a la que todos estamos adaptados genéticamente y la que ha consumido todo ser humano del planeta durante tan sólo unas 333 generaciones.

Cuando recuperamos la dieta a la que estamos adaptados genéticamente, las enfermedades y dolencias crónicas de causas poco claras o desconocidas desaparecen por completo. Por ejemplo, los dermatólogos decían que la dieta poco o nada tenía que ver con el acné. En 2010 las mejores revistas médicas y sobre nutrición del mundo reconocían que la típica dieta occidental —repleta de alimentos procesados, azúcares, productos lácteos y cereales— es el principal desencadenante de esta enfermedad de la piel tan común. Las investigaciones de mi equipo científico en 2002 sacaron a la luz la relación entre el acné y la dieta con nuestra publicación en la revista insignia de dermatología *Archives of Dermatology*.

Mi razonamiento para desvelar el origen dietético del acné procede del patrón evolutivo en el que se basa la dieta paleolítica, así como en los deliciosos alimentos que pronto estarás preparando con las recetas y régimen alimentario de este libro. Este patrón organizativo me ha permitido a mí y a otros científicos del mundo descubrir la dieta óptima para el ser humano. Un esquema nutricional que no es sólo un plan dietético maestro para nuestros antepasados cazadores-recolectores, sino que sigue vigente en la actualidad.

En la última década tanto la dieta paleolítica como la propia palabra «paleo» se han convertido en conceptos familiares, que recientemente han recibido cobertura mediática en el *New York Times*, el *Washington Post* y otros medios estadounidenses y del resto del mundo. Hace unos pocos años, si buscabas «dieta paleolítica» en Internet con algún buscador, con suerte encontrabas mi web www.thepaleodiet.com. Ahora Internet prácticamente rebosa de sitios web, personas, productos y servicios que utilizan este concepto.

El mundo lo ha adoptado rápidamente porque funciona. Si tienes sobrepeso, la dieta paleolítica te ayudará a perder esos kilos de más sin esfuerzo y sin pasar hambre. Si tienes hipertensión, colesterol alto, diabetes del tipo 2 o alguna enfermedad cardiovascular, la paleodieta mejorará rápidamente los síntomas. En la última década, miles de estudios científicos han avalado los conceptos nutricionales que expuse en mi primer libro.

En *Las recetas de la dieta paleolítica* descubrirás una extensa gama de deliciosos alimentos que te harán la boca agua y que restaurarán tu vitalidad y te garantizarán tu derecho innato a una vida larga y saludable.

1

Los principios
de la dieta paleolítica

Muchos de vosotros habéis leído mi primer libro, *La dieta paleolítica*, y sois expertos seguidores de esta dieta. Tanto si ya la conocéis como si acabáis de descubrirla, *Las recetas de la dieta paleolítica* aportará un extenso repertorio de paleorrecetas nuevas y menús que hemos creado, junto con cientos de consejos útiles sobre alimentos, preparación y cocina.

En este capítulo, en deferencia no sólo a los recién llegados sino también a los veteranos, revisaré los principios básicos de la dieta paleolítica, puesto que han cambiado una serie de puntos importantes desde que publiqué mi primer libro en 2002. *La dieta paleolítica, edición revisada*, que se acaba de publicar, contiene las últimas actualizaciones esenciales de este programa.

La dieta paleolítica: una fórmula nutricional sencilla

La dieta que la naturaleza ha diseñado para nosotros es la simplicidad en sí misma. No tienes que contar calorías ni escribir diarios sobre lo que comes, ni tan siquiera medir las raciones. Por el contrario, las reglas básicas de la dieta paleolítica son increíblemente fáciles: puedes comer todas las carnes magras, aves, pescado, marisco, fruta (excepto la seca) y verduras (excepto las patatas y el maíz). Puesto que los pilares de esta dieta son los alimentos proteicos de calidad y bajos en grasa, no te sientas culpable por consumir carne magra, aves, pescado o marisco en cada comida; eso es justamente lo que necesitas, junto con mucha fruta fresca y verduras al gusto.

Cuando sigas estos principios simples que presento en este capítulo y que se reflejan más adelante en las deliciosas y sencillas recetas y programas de comidas, te adelgazarás, reducirás el riesgo de padecer síndrome metabólico (hipertensión, enfermedades cardiovasculares y diabetes del tipo 2), cáncer, enfermedades autoinmunes y prácticamente cualquier otra patología crónica que padece nuestra sociedad actual. Dormirás mejor, tendrás más libido e incluso tendrás más energía durante todo el día. Pero lo mejor de todo es que no tendrás hambre durante el día si sigues esta dieta, porque su elevado contenido proteico es el mejor recurso para tener satisfecho al centro del apetito que hay en nuestro cerebro. Si tomas un almuerzo rico en proteínas, comerás menos calorías no sólo en esa comida sino también en la cena.

Al imitar las dietas de nuestros antepasados cazadores-recolectores con los alimentos comunes que podemos comprar en nuestro supermercado o cultivar en nuestro jardín, podremos cosechar los beneficios para la salud que son propios de nuestra especie: no estaremos obesos, tendremos vitalidad y una salud óptima a lo largo de nuestra vida. No es necesario que copiemos exactamente la dieta de los cazadores-recolectores. Esto sería una tarea casi imposible en nuestro mundo del siglo XXI, puesto que muchos de esos alimentos ya no existen, no se comercializan o simplemente no son agradables para nuestro paladares actuales y tendencias culturales.

Por ejemplo, los cazadores-recolectores suelen comerse al animal entero —cerebro, ojos, lengua, médula ósea, hígado, riñones, intestinos, gónadas—, mientras que estos órganos pueden provocarnos repulsión a la mayoría de las personas. No obstante, estas diferencias no deberían suponer ninguna carencia nutricional en nuestras versiones modernas de nuestra dieta ancestral, especialmente si incluimos el marisco, el pescado, los aceites esenciales y una amplia variedad de frutas y verduras.

Los tres niveles de la dieta paleolítica y la regla del 85-15

En Estados Unidos y en otros países occidentalizados, la mayoría de los adultos no ha pasado ni un solo día de su vida sin comer cereales, productos lácteos, azúcares refinados o alimentos procesados. Así que, créeme, sé lo duro que es para ti renunciar a ciertos alimentos que probablemente han sido los pilares de tu dieta durante casi toda tu vida. Es evidente que no es fácil cambiar los hábitos de toda una vida, pero no tienes que hacerlo de manera drástica. Puedes facilitar la transición acostumbrándote progresivamente a la dieta paleolítica, siguiendo los tres niveles de adaptación. Estos niveles están diseñados con la intención de que lo que hagas de vez en cuando no estropee los beneficios para tu salud que obtienes con lo que haces habitualmente.

¿Significa esto que vas a hacer trampa algunas veces? Por supuesto. La flexibilidad de la paleodieta te permite saltártela de vez en cuando, sin perder los beneficios generales para tu salud. Saltártela de vez en cuando es una gran estrategia psicológica para ayudarte a seguir la dieta la mayor parte del tiempo, y no necesariamente te desviará de la pérdida de peso y de los beneficios para tu salud que deseas obtener. Sólo las personas con enfermedades graves o autoinmunes deberían seguirla sin hacer excepciones. Recuerda que muchas personas que han dejado de comer su alimento favorito, cuando vuelven a tomarlo se dan cuenta de que éste no les apetece demasiado o nada.

El secreto para seguir fielmente los tres niveles de la dieta paleolítica es lo que denominamos la regla del 85-15. La mayoría de las personas ingieren unas veinte comidas a la semana, además de los tentempiés. Por consiguiente, tres comidas a la semana representan el 15 por ciento de tus comidas semanales. En el Nivel 1, puedes saltarte la dieta paleolítica hasta un 15 por ciento de las veces, incluyendo tres Comidas Libres a la semana. En el Nivel 2, puedes saltártela un 10 por ciento de las veces, con dos Comidas Libres a la semana, y por último en el Nivel 3, puedes hacer una Comida Libre a la semana, lo que representa el 5 por ciento de tus comidas semanales. Lo mejor de todo esto es que no tienes que renunciar por completo ni para siempre a tus alimentos favoritos. A los principiantes les recomiendo que empiecen por el Nivel 1 durante unas semanas y que vayan accediendo gradualmente al Nivel 3, a medida que se van acostumbrando a esta dieta.

Qué comer y qué evitar

Para los principiantes uno de los temas principales que suelen plantearse es cuál es la cantidad adecuada de alimentos vegetales y animales que deberían comer regularmente. La mejor forma de responder a esta pregunta es seguir el ejemplo de nuestros antepasados cazadores-recolectores. Mis investigaciones demuestran que, aunque no existiera una única dieta de la Edad de Piedra, el alimento animal siempre ha estado por delante del vegetal. Nuestro análisis de 229 sociedades cazadoras-recolectoras puso de manifiesto que el alimento animal suponía el 60 por ciento de la dosis diaria de calorías. En la dieta paleolítica deberías intentar conseguir algo más de la mitad de tus calorías de la carne magra, vísceras, aves, marisco y pescado. Las restantes deberían proceder de los vegetales. Una regla general es llenar tu plato con un trozo de carne o de pescado del tamaño de tu puño y el resto con frutas y verduras.

Aunque eliminarás por completo tres grupos de alimentos (cereales, lácteos y legumbres) junto con los alimentos procesados, te sorprenderá ver la gran variedad de alimentos saludables y deliciosos en los que nunca habías pensado. Veamos estos alimentos.

Alimentos de origen animal

Uno de los conceptos esenciales de la dieta paleolítica es comer proteína animal en casi todas las comidas. Pero lo principal es que ésta sea de calidad y fresca. Procura comer siempre carne, pescado, ave y marisco lo más frescos posible. Si no pueden ser frescos, se puede optar por los alimentos congelados, pero hay que evitar los envasados, enlatados, procesados, ahumados o salmueras. Cuando se trata de buey, cerdo y pollo, los mejores son aquellos que han sido criados en libertad, que han pastado o han sido alimentados con hierba, aunque éstos suelen ser un poco caros. Intenta comprar en tu mercado rural más cercano o visita la web de mi amigo Jo Robinson (www.eatwild.com/) para encontrar un ganadero de tu zona que pueda abastecerte de carne no adulterada de animales que hayan pastado en libertad.

Animales de ganadería industrial o alimentados con cereales

El 99 por ciento de la carne de vacuno, cerdo y pollo que se produce en Estados Unidos procede de enormes granjas ganaderas, que a veces albergan hasta cien mil animales. El interés que subyace tras la producción masiva de carne es puramente económico. El objetivo de este descomunal negocio ganadero es conseguir ejemplares grandes y pesados lo antes posible con la mínima cantidad de comida. Para lograrlo, los animales son confinados en espacios reducidos donde apenas hacen ejercicio y alimentados con dosis ilimitadas de cereales. ¿Te suena esta situación?

El resultado es funesto. Los animales de granja industrial tienen una capa de grasa blanca de 10 a 15 centímetros de grosor que cubre todo su cuerpo. Estos productos artificiales de la ganadería moderna tienen sobrepeso y están enfermos. Suelen recibir infiltraciones intramusculares de grasa, lo que se denomina marmoleado, una práctica habitual que mejora el sabor, pero que hace que el ganado se vuelva resistente a la insulina, igual que los humanos. Puesto que los animales de granjas industriales son alimentados exclusivamente con cereales (maíz y sorgo) en la segunda mitad de su vida, su carne tiene altas concentraciones de ácidos grasos omega-6 a costa de los ácidos grasos omega-3, que son favorables para la salud.

Resumiendo, las características nutricionales del ganado de granjas industriales suelen ser inferiores a las de los animales de granja criados en libertad o alimentados con hierba. Sin embargo, como dije en mi primer libro, sigo creyendo que algunas de estas carnes, aunque no todas, pueden suponer una parte saludable de la dieta paleolítica, concretamente, si procuras comer sólo las partes magras —y en el caso del pescado, el graso como el salmón— unas cuantas veces a la semana. La tabla de la página 25 muestra las diferencias en el contenido de grasa total y proteína entre las partes magras de la carne y las grasas.

¿Cuál es el problema con las carnes procesadas?

En la primera edición de *La dieta paleolítica* insistí en que debías evitar las carnes procesadas como la mortadela, el beicon, los embutidos, el salchichón y las salchichas. Ese mensaje sigue vigente, y por la tabla podrás comprobar que las carnes procesadas son más bien grasa disfrazada de carne. Las carnes procesadas son mezclas sintéticas de carne y grasa; son combinaciones artificiales al antojo de la industria cárnica o del carnicero sin tener en cuenta el perfil real de ácidos grasos de los animales salvajes que comían nuestros antepasados de la Edad de Piedra. Aparte de sus composiciones antinaturales de ácidos grasos (ricos en omega-6, pobres en omega-3 y ricos en grasas saturadas), las carnes grasas procesadas contienen conservantes denominados nitritos y nitratos, que en nuestro intestino se convierten en los poderosos compuestos cancerígenos llamados nitrosaminas. Además, estas carnes artificiales suelen contener sal, mucho sirope de maíz rico en fructosa, cereales y otros aditivos que tienen efectos poco deseables para la salud.

CONTENIDO DE GRASAS Y PROTEÍNAS
(Porcentaje de calorías totales en las carnes magras y grasas)

CARNES QUE DEBES COMER	Proteína %	Grasa %
Pechuga de pavo sin piel	94	5
Búfalo asado	84	16
Venado asado	81	19
Solomillo de cerdo magro	72	28
Corazón de vaca	69	30
Bistec de ternera	68	32
Lomo de vacuno	65	35
Hígado de pollo	65	32
Pechuga de pollo sin piel	63	37
Hígado de vacuno	63	28
Bistec magro de falda de vaca (vacío)	62	38
Costilla de cerdo magra	62	38

CARNES QUE DEBES EVITAR	Proteína %	Grasa %
Chuleta de vacuno con hueso en forma de T	36	64
Muslo de pollo	36	63
Carne picada vacuno (15% grasa)	35	63
Paletilla de cordero asada	32	68
Costillas de cerdo	27	73
Costillas de vaca	26	74
Costillas de cordero grasas	25	75
Salchichón	23	75
Salchichas de cerdo	22	77
Beicon (tocino)	21	78
Mortadela	15	81
Salchicha de Frankfurt	14	83

En *La dieta paleolítica* hice hincapié en que comieras tantos alimentos cárnicos de calidad como quisieras. Es evidente que cuanto más naturales sean, mejor será su perfil de ácidos grasos y su contenido de nutrientes. La carne de caza no es necesariamente uno de los elementos de la paleodieta, pero si te gusta lo exótico, pruébala. Es nutritiva y aporta un sabor único y un cambio a cualquier paleocomida. La caza es cara (a menos que la caces tú mismo o conozcas a cazadores), y normalmente sólo se consigue en tiendas especializadas, mercadillos de granjeros y en algunas carnicerías.

La siguiente lista te ayudará a seleccionar carnes saludables para las deliciosas recetas que presentamos en los siguientes capítulos.

CARNES MAGRAS

VACUNO MAGRO
- Falda inferior (vacío)
- Tapa y colita de cuadril
- Hamburguesa extra magra (a la que se le ha quitado toda la grasa)
- Filete de aguja o filete de pobre
- Ternera magra
- Cualquier otro corte magro

CORDERO MAGRO
- Costillas de cordero alimentado con hierba
- Asados de cordero alimentado con hierba

CERDO MAGRO
- Lomo
- Costillas
- Cualquier otro corte magro

AVES MAGRAS (carne blanca sin piel)

- Pechuga de pollo
- Pechuga de pavo
- Pechuga de gallina o picantón

OTRAS CARNES

- Carne de conejo (cualquier corte)
- Carne de cabrito (cualquier corte)
- Caracoles

VÍSCERAS

- Hígado de vacuno, cordero, cerdo y pollo
- Lengua de vacuno, cerdo y cordero
- Tuétano de vacuno, cordero y cerdo
- Mollejas de vacuno, cordero y cerdo

CAZA

- Cocodrilo
- Oso
- Bisonte o búfalo
- Reno
- Alce
- Emú
- Ancas de rana
- Ganso
- Canguro
- Pato
- Ciervo
- Avestruz
- Faisán
- Codorniz
- Serpiente
- Pichón

- Ardilla
- Tortuga
- Jabalí
- Pavo salvaje

Pescado y marisco

El pescado y el marisco son algunos de los alimentos de origen animal más saludables que podemos comer y constituyen los pilares de la dieta paleolítica porque son fuentes ricas en los ácidos grasos de cadena larga omega-3 conocidos como EPA y DHA. Los pescados grasos como el salmón, la caballa y el arenque son especialmente ricos en ambas de estas cadenas largas de ácidos grasos omega-3. Procura incluir pescado en tu dieta por lo menos tres veces a la semana. Aquí tienes una lista de pescados y marisco que son elementos principales en cualquier versión moderna de la dieta paleolítica.

PESCADO

- Lubina (róbalo)
- Anjova (pez azul)
- Bacalao
- Corvina
- Anguila
- Pez plano (gallo, lenguado, etc.)
- Mero
- Merlán (eglefino)
- Fletán (halibut)
- Arenque
- Caballa
- Rape
- Lisa (mújol)
- Lucio
- Reloj anaranjado
- Perca
- Pargo rojo

- Pez de roca
- Salmón
- Pescado blanco joven (p. ej. bacaladilla)
- Tiburón
- Pez luna
- Tilapia (mojarra)
- Trucha
- Atún
- Rodaballo
- Cualquier pescado comercializado

MARISCO

- Abulón (oreja de mar)
- Calamar
- Cangrejo
- Cangrejo de río
- Langosta
- Mejillones
- Pulpo
- Ostras
- Vieiras
- Gambas

Además de ser excelentes fuentes de EPA y DHA, el pescado y el marisco son alimentos con un gran aporte proteínico. El alto contenido de proteína de la dieta paleolítica es fundamental para la reducción de peso. Las proteínas te ayudan a adelgazar más rápidamente al activar tu metabolismo a la vez que controlan tu apetito. Por otra parte, las proteínas reducen tus concentraciones totales de colesterol en la sangre puesto que aumentan simultáneamente las moléculas HDL que eliminan el exceso de colesterol de nuestro organismo. Por último, las proteínas estabilizan los niveles de azúcar en la sangre y reducen el riesgo de hipertensión, accidente cerebrovascular, enfermedades cardíacas y algunos tipos de cáncer.

¿Y los huevos?

Aunque los huevos son alimentos relativamente ricos en grasa (62 por ciento grasa, 34 por ciento proteína) y son una de las fuentes más concentradas de colesterol dietético (212 miligramos por huevo), casi todos los estudios recientes han llegado a la conclusión de que el consumo regular de huevos (siete a la semana) no aumenta el riesgo de padecer enfermedades cardíacas. Ahora puedes encontrar en tu supermercado huevos enriquecidos con los saludables ácidos grasos omega-3, EPA y DHA. Así que adelante, disfruta de este alimento altamente nutritivo, pero sin cometer excesos.

Frutas y verduras

Las reglas básicas de la dieta paleolítica respecto a las frutas y las verduras son muy sencillas. Si estás delgado y sano, puedes comer tantos de estos alimentos nutritivos como te apetezca, pero asegúrate de que son lo más frescos posible. Los únicos alimentos prohibidos de esta categoría son las patatas y el maíz. Las patatas quedan excluidas por su alta carga glucémica, que puede afectar negativamente a tus niveles de azúcar en la sangre y de insulina. El maíz en realidad no es una verdura, sino un cereal, y al igual que los demás cereales no es un componente básico de las dietas preagrícolas.

Las frutas son dulces de la Madre Naturaleza, y las únicas que debes evitar a toda costa son las envasadas con sirope. Las frutas secas se pueden consumir en dosis reducidas, puesto que contienen la misma concentración de azúcar que una barrita de caramelo (véase la tabla en las páginas siguientes). Si eres obeso u obesa y padeces una o más enfermedades del síndrome metabólico (hipertensión, diabetes del tipo 2, enfermedad cardíaca o concentración anormal de lípidos en la sangre), deberás evitar todo tipo de fruta seca y sólo comer muy de vez en cuando las frutas frescas con un alto contenido en azúcar que menciono a continuación. Cuando se haya normalizado tu peso y hayan desaparecido los síntomas de tu enfermedad, come toda la fruta fresca que te plazca.

FRUTAS SECAS Y FRESCAS CON ALTO CONTENIDO DE AZÚCAR

FRUTAS SECAS

Con muy alta concentración de azúcar total	Azúcar total por 100 gramos
Mango seco	73,0
Pasas sultanas amarillas	70,6
Pasas sultanas negras	70,6
Uvas pasas con semillas	65,0
Dátiles	64,2
Higos secos	62,3
Papaya seca	53,5
Peras secas	49,0
Melocotones secos	44,6
Ciruelas secas	44,0
Albaricoques secos (orejones)	38,9

FRUTAS FRESCAS

Con una alta concentración de azúcar total	Azúcar total por 100 gramos
Uvas	18,1
Plátano	15,6
Mango	14,8
Cerezas	14,6
Manzana	13,3
Piña	11,9
Fruta de la pasión (maracuyá)	11,2

Con concentración moderada de azúcar total

Kiwi	10,5
Pera	10,5
Pera Bosc o Kaiser	10,5
Pera Anjous	10,5
Granada	10,1
Frambuesa	9,5
Albaricoque	9,3
Naranja	9,2
Sandía	9,0
Melón cantalupo	8,7
Melocotón	8,7
Nectarina	8,5
Yaca (panapén)	8,4
Melón casaba	8,2
Moras	8,1
Cerezas ácidas (guindas)	8,1
Mandarina	7,7
Ciruela	7,5

Con poca concentración de azúcar total

Arándanos negros	7,3
Fruta estrella (carambola)	7,1
Bayas de saúco	7,0
Higos frescos	6,9
Mamey	6,5
Pomelo rosa	6,2
Pomelo blanco	6,2

Guayaba	6,0
Papaya	5,9
Fresas	5,8
Melón casaba	4,7

Con una concentración muy baja de azúcar total

Tomate	2,8
Limón	2,5
Aguacate	0,9
Lima	0,4

Nuestra lista de verduras recomendadas

A excepción de las patatas y el maíz, el resto de las verduras frescas están permitidas. Intenta incluirlas en todas las comidas; también en el desayuno. ¿Por qué no añadir unas rodajas de cebolleta y de dados de tomate en tu próxima tortilla hecha con huevos enriquecidos con omega-3? Si estás obeso u obesa o tienes síntomas de síndrome metabólico, reduce tu dosis de ñame y de boniato a un día. Recuerda que los guisantes y las judías verdes son legumbres, y que estos alimentos rara vez estaban presentes en la dieta paleolítica. Aparte de esto, disfruta de estos saludables alimentos.

- Alcachofa
- Espárrago
- Hojas de remolacha
- Remolacha
- Pimiento morrón
- Brécol
- Coles de Bruselas
- Repollo

- Zanahorias
- Coliflor
- Apio
- Berza
- Pepino
- Diente de león
- Berenjena
- Endibia
- Cebolleta (cebolla de verdeo)
- Col rizada
- Colirrábano
- Lechuga
- Setas y champiñones
- Mostaza de hoja
- Cebollas
- Perejil
- Chirivía
- Pimientos
- Calabaza
- Verdolaga
- Rábanos
- Colinabo
- Algas
- Espinacas
- Calabacines
- Boniatos
- Acelga
- Hojas de nabo
- Nabo
- Berro
- Ñame

Frutos secos y semillas

Los frutos secos son grandes fuentes de grasas monoinsaturadas que ayudan a reducir nuestro nivel de colesterol en la sangre, alejando el riesgo de enfermedades cardíacas y de padecer ciertos tipos de cáncer, como el cáncer de mama. Sin embargo, puesto que los frutos secos y las semillas son fuentes tan concentradas de grasas, tienen el potencial de impedir que adelgaces deprisa, especialmente, si tienes sobrepeso o estás obeso. Si éste es tu caso, debes limitar tu consumo de frutos secos y semillas a menos de 100 gramos al día. Cuando tu metabolismo se haya recuperado y hayas alcanzado tu peso deseado, podrás comer más frutos secos, sobre todo nueces, que tienen una proporción más favorable de omega-6 y omega-3 que ningún otro fruto seco. Casi todos los frutos secos contienen altas concentraciones de ácidos grasos omega-6, y si se comen muchos, pueden crear un desequilibrio de ácidos grasos en tu dieta.

Los cacahuetes son legumbres, no frutos secos, y están totalmente descartados en la paleodieta. Los cacahuetes tienen sustancias que penetran rápidamente en el torrente sanguíneo y que pueden provocar alergias, enfermedades autoinmunes y enfermedades cardíacas. Las alergias a los frutos secos, concretamente a los cacahuetes y a los piñones, son muy habituales y pueden perjudicar tu salud.

Aquí tienes una lista de los frutos secos y semillas recomendados, pero recuerda que has de escuchar a tu cuerpo y dejar que sea él el que dictamine el veredicto final sobre lo que debes o no debes comer, especialmente en lo que respecta a los frutos secos y a las semillas.

- Almendras
- Nueces de Brasil (coquitos)
- Anacardos
- Castañas
- Avellanas
- Nueces de macadamia
- Nueces pecanas

- Pistachos (sin sal)
- Semillas de calabaza
- Semillas de sésamo
- Semillas de girasol
- Nueces

Para gozar de una salud excelente deberíamos comer mucha carne magra, marisco y pescado, frutas y verduras frescas en cada comida con una cantidad moderada de frutos secos, aguacates, semillas y aceites saludables (oliva, lino, nuez y aguacate). La fruta seca deberíamos consumirla en pequeñas cantidades porque aumenta rápidamente la glucosa en la sangre y los niveles de insulina. Cuando tienes hambre o te apetece algo, empieza con un alimento rico en proteínas y bajo en grasa. Recuerda que la proteína magra es el nutriente más eficaz para calmar tu apetito y activar tu metabolismo, lo que te ayudará a quemar la grasa acumulada y a perder peso.

Aceites vegetales y para cocinar

Los aceites vegetales no formaban parte de la dieta paleolítica, sencillamente porque nuestros antepasados cazadores-recolectores no tenían la tecnología para producirlos. Los aceites de nueces, almendras, aceitunas, sésamo y lino se empezaron a fabricar utilizando prensas primitivas hará unos cinco o seis mil años. No obstante, a excepción del aceite de oliva, los primeros usos de los aceites vegetales no eran con fines alimentarios, sino para la lubricación, iluminación y medicación. No fue hasta comienzos del siglo XX, con la llegada de las prensas de acero y los métodos de extracción con hexano, cuando los aceites vegetales aportaron una considerable dosis de calorías a la dieta occidental.

En la actualidad los aceites vegetales que se utilizan para cocinar, los que se usan para aliñar ensaladas, la margarina, la mantequilla y los alimentos procesados suponen el 17,6 por ciento de la energía total diaria de la dieta estadounidense. La introducción masiva de los aceites vegetales en nuestra alimentación, que tuvo lugar a principios de la década de 1900, es la culpable de aumentar la proporción de los ácidos omega-6 respecto a los omega-3 en nuestra dieta a sus perjudiciales valores actuales de diez a uno. En las dietas de los cazadores-recolectores, la proporción de ácidos omega-6 respecto a los omega-3 era aproximadamente de dos a uno. Muchas patologías, entre las que se incluyen las cardiovasculares, el cáncer, afecciones autoinmunes, síndrome metabólico y casi todas las enfermedades inflamatorias que terminan en «itis», se asocian a este desequilibrio de ácidos grasos. Si únicamente utilizáramos el modelo evolutivo, los aceites vegetales constituirían sólo una mínima parte de las paleodietas contemporáneas.

En ese caso, ¿por qué no desechar por completo todos los aceites vegetales? Porque, a pesar de todo, creo que se pueden usar ciertos aceites para cocinar o dar sabor a los condimentos, aliños y marinadas. Resumiendo, hay al menos cuatro aceites —lino, nuez, oliva y aguacate— que favorecen la salud y nos ayudan a conseguir el correcto equilibrio de grasas buenas en nuestra dieta.

Desde que se publicó la primera edición de *La dieta paleolítica* en 2002, me he reservado mi opinión sobre el aceite de colza y ya no puedo apoyar su consumo. La colza proviene de las semillas de la colza (*Brassica rapa* o *Brassica campestris*), que es de la familia del brécol, el repollo, las coles de Bruselas y la col rizada. No cabe duda de que los seres humanos han comido repollo y sus parientes desde la prehistoria, y yo sigo defendiendo el consumo de estas verduras tan favorables para la salud. No obstante, el aceite concentrado de las semillas de la *Brassica* es otra historia.

Las plantas de colza en su forma original producían un aceite de semilla que contenía elevados niveles (del 20 al 50 por ciento) de ácido erúcico (una grasa monoinsaturada cuya nomenclatura es 22:1n9). El ácido erúcico es tóxico y perjudica muchos tejidos de los órganos de los animales de laboratorio. A principios de la década de 1970, los agricultores canadienses que cultivaban esta planta desarrollaron una variedad de colza que daba una semilla con menos de un 2 por ciento de ácido erúcico (de ahí le viene el nombre de aceite de colza).

El contenido de ácido erúcico del aceite de colza que se comercializa es de aproximadamente un 0,6 por ciento. A pesar de su bajo contenido en ácido erúcico, una serie de experimentos realizados en la década de 1970 demostraron que incluso en concentraciones bajas (2,0 y 0,88 %), el aceite de colza con el que alimentaban a los ratones podía provocar lesiones menores en el corazón consideradas patológicas. Otra serie de estudios recientes sobre el aceite de colza con baja concentración de ácido erúcico dirigidas por el doctor Ohara y sus colaboradores del Hatano Research Institute de Japón revelaron lesiones en los riñones, aumentos de los niveles de sodio en la sangre, y cambios anormales en la hormona aldosterona, que regula la presión sanguínea.

Otros efectos nocivos del aceite de colza en animales que lo consumieron (en un 10 por ciento de sus calorías totales) incluían una disminución del tamaño de su camada, cambios de conducta y lesiones hepáticas. Una serie de estudios recientes con seres humanos realizados por el doctor Poiikonen, de la Universidad de Tempere en Finlandia, demostraron que era un potente alérgeno para los adultos y los niños que provoca reacciones alérgicas cruzadas con otros alérgenos medioambientales. Basándome en estos últimos descubrimientos en humanos y animales, prefiero decantarme por lo seguro y dejar de recomendar el aceite de colza en la nueva paleodieta.

Tanto el aceite de oliva como el de aguacate son ricos (73,9 y 70,6 por ciento, respectivamente) en ácidos grasos monoinsaturados que bajan el colesterol en la sangre, pero tienen la proporción menos favorable de omegas-6 y 3, de 11,7 y 13,5 por ciento. Por consiguiente, un consumo excesivo de estos dos aceites, sin suficientes ácidos grasos de cadena larga omega-3 (EPA y DHA), puede sabotear una dieta, que de lo contrario sería saludable.

Te recomiendo que consumas de 1 a 2 gramos al día de EPA y DHA, ya sea comiendo pescado o tomando cápsulas de aceite de pescado. Puesto que los aceites de aguacate y de nuez de macadamia son difíciles de encontrar, y además resultan caros, el aceite de oliva se presenta como la principal opción para cocinar, aliñar y marinar. Si puedes permitirte comprarlo, debes elegir siempre el aceite de oliva virgen extra, pues este tipo de aceite de oliva está manufacturado por medios artesanales, sin tratamientos químicos y es el que contiene la concentración más alta de compuestos polifenólicos, que te protegerán del cáncer, las enfermedades cardíacas y la inflamación.

Para saltear, freír o cocinar, te recomiendo que uses sólo aceite de oliva. La mayoría del resto de los aceites vegetales se descomponen rápidamente a las altas temperaturas que se emplean para cocinar y producen subproductos tóxicos que provocan cáncer. Saltear significa cocinar rápidamente a fuego moderadamente alto con una pequeña cantidad de grasa. La técnica de salteado chino, por el contrario, significa cocinar trocitos uniformes de comida removiendo constantemente a fuego alto en una pequeña cantidad de aceite (nunca mantequilla). Hay dos cosas importantes que hay que tener en cuenta con el salteado: el aceite de oliva del recipiente ha de estar muy caliente antes de echar la comida, y el recipiente no ha de estar sobrecargado, de lo contrarió los alimentos se cocerán a fuego lento en vez de saltearse.

Alimentos no paleolíticos que hemos de comer con moderación

Es evidente que ya no vivimos en el paleolítico, por consiguiente, es imposible alimentarnos sólo de los paleoalimentos de los que disponían nuestros ancestros. Sin embargo, hay una serie de alimentos modernos que puedes consumir que perjudican poco o nada tu salud, especialmente, si los consumes con moderación. A algunas personas les sorprende saber que el alcohol se encuentra dentro de esta categoría. No hay pruebas de que nuestros antepasados del paleolítico consumieran algún tipo de bebida alcohólica. Pero es evidente que el abuso del alcohol —además de provocar graves problemas de conducta y sociales— puede perjudicar nuestra salud, nuestro hígado y aumentar el riesgo de desarrollar muchos cánceres.

Si actualmente bebes con moderación o te tomas una cerveza o un vaso de vino de vez en cuando, no es necesario que te prives de este placer si sigues la dieta paleolítica. De hecho, muchos estudios indican que el consumo moderado de alcohol reduce significativamente el riesgo de morir a causa de una cardiopatía o de otras enfermedades. Se ha demostrado que el vino, concretamente, consumido con moderación tiene muchos efectos favorables para la salud. Un vaso de vino antes o durante la cena puede ayudar a mejorar la sensibilidad a la insulina y quitarte el apetito. El vino también es un ingrediente muy utilizado para dar sabor a muchos platos de carne y de verduras. Las personas con enfermedades autoinmunes deberían evitar todo tipo de bebidas alcohólicas, porque éstas aumentan la permeabilidad intestinal, uno de los cambios iniciales precursores del desarrollo de una enfermedad autoinmune.

Ésta es la lista de alimentos no paleolíticos que puedes comer, pero sin excederte.

ACEITES
- El aceite de oliva, aguacate, nueces y semillas de lino (usados con moderación: 4 cucharadas o menos al día cuando lo que se pretende es adelgazar)

BEBIDAS
- Refrescos dietéticos (éstos suelen tener edulcorantes artificiales como aspartamo y sacarina, que pueden ser nocivos; es mejor que tomes agua mineral embotellada)
- Café
- Té
- Vino (dos vasos de 120 ml). No compres «vino para cocinar»; es muy salado
- Cerveza (una ración de 350 ml)
- Licor fuerte (120 ml)

PALEO DULCES
- Frutas secas (no más de 60 g al día, especialmente si quieres adelgazar)

- Frutos secos con fruta fresca o seca (no más de 120 g de frutos secos y 60 g de fruta seca al día, especialmente si quieres adelgazar)

Alimentos que debes evitar

Hemos dedicado una considerable cantidad de tiempo a explicar por qué los alimentos de la siguiente lista no deberían estar en tu paleomenú. Recuerda la regla del 85-15 a medida que vas eliminando estos antipaleoalimentos de tu dieta.

LÁCTEOS
- Todos los alimentos procesados están hechos con productos lácteos
- Mantequilla
- Queso
- Nata
- Quesos para untar
- Yogur helado
- Helado
- Leche helada
- Leche entera
- Leche descremada o desnatada
- Monodosis de crema de leche sin grasa
- Leche en polvo
- Yogur

CEREALES
- Cebada (sopa de cebada, pan de cebada y todos los alimentos procesados hechos con cebada)
- Maíz (mazorca de maíz, tortillas de maíz, chips de maíz, harina de maíz, sirope de maíz)
- Mijo

- Avena (avena partida irlandesa, copos de avena gruesos y todos los alimentos procesados hechos con avena)
- Arroz (arroz integral, arroz blanco, sopa de fideos japonesa *ramen*, fideos de arroz, arroz basmati, tortitas de arroz, harina de arroz y todos los alimentos procesados hechos de arroz)
- Centeno (pan de centeno, tostadas de centeno, y todos los alimentos procesados hechos de centeno)
- Sorgo
- Trigo (pan, panecillos, magdalenas, fideos, tostadas, pasteles, donuts, panqueques, gofres, pasta, espaguetis, lasaña, tortillas de trigo, pizza, pan pita, pan sin levadura y todos los alimentos procesados hechos de trigo o de harina de trigo)
- Arroz salvaje

SEMILLAS PARECIDAS A LOS CEREALES

- Amaranto
- Trigo sarraceno
- Quinoa

LEGUMBRES

- Todas las judías (alubias azuki, alubias negras, habas, habitas, alubias rojas, alubias pallar, alubias mungo, alubias blancas pequeñas, alubias pintas, judías verdes, alubias blancas, judías de careta)
- Garbanzos
- Lentejas
- Guisantes
- Miso
- Cacahuetes
- Mantequilla de cacahuete
- Tirabeque
- Soja y todos los productos de soja, incluido el tofu

TUBÉRCULOS CON FÉCULA

- Patatas y todos los productos hechos con patata

ALIMENTOS SALADOS

- Casi todos los aliños de ensalada y condimentos comerciales
- Beicon
- Quesos
- Fiambres
- Salchichas de Frankfurt
- Jamón
- Salchichón (salami)
- Perritos calientes
- Kétchup
- Aceitunas
- Encurtidos
- Cortezas de cerdo
- Frutos secos salados
- Especias saladas
- Prácticamente todas las carnes y pescados enlatados
- Salchichas
- Carnes procesadas
- Carne o pescado ahumados, secos y salados

CARNES GRASAS

- Todos los cortes de carne fresca grasa
- Chuleta de cerdo con grasa
- Asados de cerdo grasos
- Costillas de cerdo
- Beicon (tocino)
- Salchicha de cerdo
- Costillas de vacuno
- Pierna de cordero grasa
- Asados de cordero grasos

- Costillas de cordero
- Pata de pollo o pavo
- Muslos y alas de pollo y pavo
- Rosbif graso
- Chuletas de vacuno con hueso en forma de T
- Cortes de vacuno grasos
- Carne de vacuno picada grasa

REFRESCOS Y ZUMOS DE FRUTA
- Todos los refrescos azucarados
- Bebidas de frutas o zumo de frutas exprimidas embotelladas o enlatadas

DULCES
- Caramelos
- Azúcares
- Miel

Enfermedades autoinmunes y la dieta paleolítica

¿Por qué hablamos de enfermedades autoinmunes en un libro de cocina? Es muy sencillo. Tú y todos los cocineros o cocineras del mundo tenéis una gran influencia sobre la salud y el bienestar de todas aquellas personas a las que les preparáis la comida, incluidas tu familia y tú mismo. La cocina y la forma de cocinar pueden ser los pilares de una vida llena de vigor, longeva y sin enfermedades. Al elegir alimentos «reales» saludables y deliciosos, puedes influir sobre el destino de la salud de tu familia y de la tuya propia, incluso librarte del cáncer, las cardiopatías y de las enfermedades autoinmunes.

Puede que no lo sepas, pero después de las enfermedades cardiovasculares y del cáncer, las enfermedades autoinmunes son las más comunes en Estados Unidos, afectan de 14,7 a 23,5 millones de personas, o lo que es lo mismo del 5 al 8 por ciento de la población. Enfermedades autoinmunes comunes como la colitis ulcerosa, la esclerosis múltiple y la artritis reumatoide se desarrollan cuando el sistema inmunitario pierde su capacidad para distinguir entre lo que es «yo» y el «no-yo» y atacan a tejidos y órganos como si fueran intrusos.

ENFERMEDADES AUTOINMUNES MÁS COMUNES

Enfermedad	Tejido u órgano afectado	Incidencia
Alopecia areata	Folículo piloso	170 por 100.000
Espondilitis anquilosante	Columna vertebral y articulaciones sacroilíacas	129 por 100.000
Urticaria autoinmune	Piel	330 por 100.000
Enfermedad celíaca	Intestino delgado	400 por 100.000
Enfermedad de Crohn	Tracto gastrointestinal	184 por 100.000
Diabetes del tipo 1	Páncreas	120 por 100.000
Enfermedad de Graves	Glándula tiroides	1.120 por 100.000
Tiroiditis de Hashimoto	Glándula tiroides	9.460 por 100.000
Lupus eritematoso	Cualquier tejido corporal	510 por 100.000
Esclerosis múltiple	Cerebro y nervios	140 por 100.000
Psoriasis	Piel	2.020 por 100.000
Artritis reumatoide	Articulaciones	920 por 100.00
Esclerodermia	Piel y otros órganos	110 por 100.000
Colitis ulcerosa	Colon	35-100 por 100.000
Uveítis	Parte anterior del ojo	850 por 100.000
Vitíligo	Piel	740 por 100.000

En el caso de la colitis ulcerosa, las fuertes respuestas inmunes cargan contra las proteínas del colon. En el de la esclerosis múltiple, las capas que cubren los nervios son destruidas. En la artritis reumatoide, el sistema inmune ataca a las articulaciones. Se sabe que más de cien enfermedades específicas son de naturaleza autoinmune, y probablemente reconocerás algunas de las más habituales que cito a continuación.

Uno de los datos más sorprendentes acerca de las enfermedades autoinmunes es que un 70 por ciento del riesgo de desarrollarlas se atribuye a factores medioambientales. La genética es un factor menor, el riesgo a desarrollar este tipo de enfermedades debido a una causa hereditaria es tan sólo del 30 por ciento. Hasta hace cinco o diez años, las enfermedades autoinmunes eran unas grandes desconocidas para la medicina. Realmente, no teníamos ni idea de cómo o por qué los factores medioambientales desencadenaban estas enfermedades en personas propensas a las mismas.

En los últimos cinco años se han producido descubrimientos increíbles, especialmente los del doctor Alessio Fasano del Centro de Investigación para Celíacos de la Universidad de Maryland, que han ayudado a desvelar los misterios que rodean a las enfermedades autoinmunes. El trabajo del equipo del doctor Fasano, así como el de científicos de todo el mundo, demuestra que el «intestino permeable» desempeña un papel crucial en la manifestación de algunas, si no todas, las enfermedades autoinmunes.

Curiosamente, el trigo —consumido por casi todas las personas del planeta— es uno de los principales culpables del subyacente síndrome de permeabilidad intestinal, no sólo en los pacientes autoinmunes, sino también en las personas sanas. El trigo contiene una proteína denominada gliadina, que interactúa con los receptores del intestino para desencadenar la cascada de procesos hormonales que son los que, en última instancia, permiten que el contenido intestinal (alimentos y bacterias) interactúen con el sistema inmune. En el caso de los celíacos, dejar de comer pan elimina los síntomas de la enfermedad, y cada vez existen más pruebas científicas que demuestran que esta estrategia puede funcionar para otras enfermedades autoinmunes, incluida la diabetes de tipo 1, si se diagnostica a tiempo.

El descubrimiento del doctor Fasano no afecta realmente a las personas que siguen la paleodieta, porque ningún cereal, ni siquiera el trigo, está incluido en ella. Sin embargo, desde que se ha descubierto que es muy probable que el síndrome de permeabilidad intestinal sea el primer paso en el desarrollo de una enfermedad autoinmune, mis colaboradores y yo sospechamos que la permeabilidad también podría ser la causa del resto de las enfermedades autoinmunes. Cuando revisamos la literatura científica, descubrimos que, además de la gliadina del trigo, los alimentos y sustancias incluidos en la siguiente lista podrían provocar permeabilidad intestinal:

- Alcohol
- Antiinflamatorios no esteroideos (AINE): aspirina, ibuprofeno, naproxeno
- Anticonceptivos orales
- Antiácidos que contengan hidróxido de aluminio (alumbre)
- Capsaicina del chile
- Algunos alimentos que contienen saponina o glucoalcaloides
- Algunos alimentos que contienen lectina

A simple vista, esta lista no parece muy extensa, pues puede que no reconozcas todos los alimentos comunes que contienen lectinas, saponinas y glucoalcaloides. Así que voy a ser un poco más directo y señalar estos alimentos problemáticos.

Empecemos por las lectinas. Casi todos los cereales y legumbres contienen lectinas, y la mayoría de los que las contienen aumentan la permeabilidad intestinal. Puesto que la paleodieta siempre ha prescindido de los cereales y las legumbres, no hay nada nuevo en esto, salvo que estamos empezando a comprender por qué la paleodieta tiene un efecto terapéutico tan potente y poderes curativos para los pacientes autoinmunes: prácticamente está libre de lectinas que sabemos que aumentan la permeabilidad intestinal.

El último hallazgo sobre la dieta paleolítica y las enfermedades autoinmunes implica a las saponinas, compuestos tóxicos que se encuentran en muchas plantas que repelen los ataques de los insectos y de los microbios. Por desgracia, las saponinas no son sólo perjudiciales para los insectos y microbios, que intentan comérselos, sino también para los humanos. Si comemos dosis altas de saponinas, éstas pueden ser letalmente tóxicas. Incluso a dosis bajas pueden causar permeabilidad intestinal. Las legumbres y los productos de soja son fuentes concentradas de saponinas que provocan permeabilidad intestinal. Una vez más, ésta es la razón por la que la paleodieta se revela como una medicina tan eficaz para los pacientes autoinmunes, puesto que estos alimentos nunca han formado parte de la misma.

Cuando escribí *La dieta paleolítica* hace unos años, te aconsejé que no comieras patatas, principalmente por su carga glucémica, que afecta negativamente a tus niveles de azúcar en la sangre y a la insulina. Resulta que esta recomendación también es muy indicada para las personas con enfermedades autoinmunes. Ahora sabemos que las patatas contienen dos saponinas específicas denominadas glucoalcaloides (alfa solanina y alfa chaconina) que favorecen la permeabilidad intestinal. Eliminar las patatas de tu dieta no sólo evita que se disparen la glucosa en la sangre y la insulina, sino que también ayuda a evitar el síndrome de permeabilidad intestinal y las enfermedades autoinmunes.

La paleodieta es una buena terapia para las personas con enfermedades autoinmunes porque no incluye cereales que contengan lectina, legumbres que contengan lectinas y saponinas, y patatas que contengan saponinas y lectinas. Hazle un favor a tu intestino y elimina estos alimentos de tu dieta. Al mismo tiempo, procura evitar también la leche y los productos lácteos, como indico en mis recomendaciones iniciales de *La dieta paleolítica*. Los estudios epidemiológicos (población) han señalado frecuentemente a la leche y a los productos lácteos como posibles desencadenantes de numerosas enfermedades autoinmunes, incluida la diabetes de tipo 1, la artritis reumatoide y la esclerosis múltiple. Además, los estudios experimentales han demostrado que las proteínas de la leche de vaca pueden provocar el equivalente animal de la esclerosis múltiple en los ratones de laboratorio. Puesto que la paleodieta no incluye lácteos, cereales, legumbres, ni patatas, no es de extrañar que sea tan eficaz para las personas con enfermedades autoinmunes.

Algunas saponinas, además de contribuir al síndrome de permeabilidad intestinal, alteran el sistema inmunitario de manera que es más probable que generen enfermedades autoinmunes. Los inmunólogos llevan mucho tiempo utilizando las saponinas para potenciar la eficacia de las vacunas para acelerar el sistema inmunitario. Resumiendo, si tienes una enfermedad autoinmune, deberías evitar las saponinas.

Además de las legumbres y patatas, otros alimentos comunes contienen saponinas que pueden provocar permeabilidad intestinal como los tomates verdes, la alfalfa germinada, la quinoa, el amaranto y los refrescos que contengan el aditivo alimentario de extracto de quillay. Una advertencia final para los pacientes autoinmunes: evitar el chile picante, las salsas de tomate picantes y las salsas picantes en general. Estos alimentos tienen altas concentraciones de capsaicina, otra sustancia que aumenta la permeabilidad intestinal.

2

Las directrices
de la cocina paleolítica

Tanto si eres un neófito en la cocina como si eres un chef consumado, aprender a elaborar los platos de la dieta paleolítica supondrá realizar algunos cambios en tu forma de pensar, pues vas a incorporar técnicas y conceptos nuevos para la preparación de los alimentos propios de una paleocomida saludable. En este capítulo, vamos a facilitarte la organización de tu cocina, te recomendaremos los instrumentos importantes que has de adquirir, y limpiaremos tu nevera y tu despensa para que puedas empezar a descubrir los increíbles y gratificantes resultados que te están esperando en este viaje de larga duración hacia un paleoestilo de vida.

Cuando las personas oyen hablar por primera vez del concepto de la dieta paleolítica, muchas empiezan a preguntarse si van a echar de menos algunos de los alimentos que no están incluidos en ella. El mejor consejo que puedo daros es que os concentréis en la impresionante cantidad de deliciosos alimentos reales cargados de vitaminas, nutrientes y proteínas que te ofrece esta dieta. No sentirás que te falte nada ni tendrás hambre. Tu paladar pronto despertará a los sabores sutiles y las texturas de las frutas relajantes, las verduras crujientes, las suculentas carnes magras y el exquisito marisco.

Utiliza tu imaginación y creatividad para hacer que esta dieta ancestral te funcione. Explora las infinitas posibilidades de los alimentos reales, a medida que vas sustituyendo los alimentos viejos, nocivos y procesados por la nueva, saludable y excitante paleococina. Estamos seguros de que la mayoría de los paleodietistas enseguida perderán su apetencia por los alimentos artificialmente salados, azucarados, sintéticos y procesados y que pronto desarrollarán una preferencia por los alimentos para los que fuimos diseñados. Empecemos.

Limpiemos la cocina

La cocina ha de ser el punto de partida de tu transición al paleoestilo de vida. Ten la certeza de que si viene en una bolsa de plástico, una caja, una lata o una botella, probablemente no sea compatible con esta dieta; sin embargo, hay algunas excepciones importantes, que veremos más adelante.

Puede ser difícil tirar cualquier alimento, incluso los no paleoalimentos, que has comprado con el dinero que has ganado con el sudor de tu frente. Por difícil que pueda resultar psicológicamente, es mejor no caer en la tentación de terminarte el último tarro de helado de la nevera o la última bolsa de patatas chips de la despensa. Deshazte de ellos, sácalos de tu vista y de tu mente. No te estoy diciendo que los desperdicies por completo, sino que los apartes de tu vida. Considera el hecho de eliminar estos viejos alimentos como el primer paso en un viaje para mejorar tu salud, tu rendimiento atlético y tu vitalidad: para dormir mejor, vivir más y no tomar medicamentos.

Lo que tienes que retirar de la despensa

Empecemos por la despensa (y/o armarios de la cocina), puesto que es donde la mayoría de las personas guardan grandes cantidades de antipaleoalimentos. Si tu despensa se parece a muchas otras, tendrás que limpiar a fondo. Te sugiero que busques cajas de cartón grandes y que las llenes con los alimentos que vas a eliminar, dónalos a alguna institución benéfica de tu zona. Estas organizaciones estarán encantadas de aceptar todos los paquetes que no hayas abierto, latas, botellas, y hasta te pueden hacer un certificado de tu donación para desgravar impuestos. No obstante, los alimentos empezados o paquetes abiertos tendrás que tirarlos o darlos a los amigos o vecinos.

Una buena forma de empezar es por los alimentos que contienen trigo, azúcar o sal. Si el alimento en cuestión contiene alguno de estos ingredientes, va inmediatamente a tu caja de donaciones. Este primer paso eliminará el 75 por ciento de los artículos de tu despensa.

Los siguientes productos que has de eliminar son los cereales o todos los alimentos procesados hechos con cereales. Despídete de tu caja de arroz instantáneo; fuera tu considerado saludable arroz basmati blanco o integral, arroz salvaje y tortitas de arroz. Fuera todos los alimentos de maíz, cereales en copos, chips de maíz, tacos. No te olvides de los copos de centeno, cebada y avena. Has de tirar la caja grande de avena, junto con las tostadas de centeno y las barritas de granola. Otros cereales —o alimentos parecidos a los cereales— prohibidos son el mijo, el trigo bulgur, el cuscús, la quinoa, el amaranto o el trigo sarraceno. Las patatas —en cualquier presentación, manera o forma— deben salir de tu despensa. Esto incluye las patatas fritas de bolsa, el puré de patata, cualquier tipo de patatas envasadas y cualquier producto que contenga patata.

Hay que descartar también las galletas, las tostadas, los caramelos y los alimentos enlatados salados. Pero ¿y el atún, las sardinas y el salmón en lata? Son alimentos caros ricos en proteínas y saludables ácidos grasos omega-3. ¿Qué has de hacer con ellos? Te sugerimos que los guardes para más adelante y los consumas en tus ensaladas, tortillas u otros platos. El atún y el salmón en lata suelen estar envasados en agua salada, así que ponlos en un colador y enjuágalos bien para eliminar la sal.

Por desgracia, el pescado y los mariscos enlatados también contienen grandes cantidades de colesterol oxidado, sustancia que favorece la oclusión de las arterias y las enfermedades cardíacas. Por consiguiente, el pescado fresco o congelado siempre es la mejor opción. El sabor mediocre, tratado y salado del atún en lata no tiene ni punto de comparación con el sabor y los matices picantes del atún blanco o rojo al horno, y los bistecs de atún también son más nutritivos que el atún en lata. Deja que tu nuevo paladar paleolítico te guíe hacia los alimentos frescos no adulterados, como siempre ha intentado la Madre Naturaleza.

Otros artículos que has de retirar de tu despensa son los aliños comerciales para la ensalada, la mostaza, el ketchup, la salsa de tomate picante, los encurtidos, la salsa barbacoa y la salsa de tomate, por su alto contenido en sal, azúcar y ácidos grasos omega-6. Casi todos los aceites vegetales para aliñar y cocinar, salvo los que recomendamos en el capítulo 1, deberían ir a la caja.

¿Y el aceite de coco? El aceite de coco, su pulpa y su leche son alimentos tradicionales de los habitantes de las islas tropicales que se encuentran cerca de los grandes mares u océanos. Estos alimentos son fuentes concentradas de ácido láurico y grasas saturadas que suben los niveles de colesterol en la sangre y aumentan el riesgo de padecer enfermedades cardiovasculares en las poblaciones occidentales. Curiosamente, las culturas tradicionales que consumen productos del coco tienen poca o nula incidencia en cardiopatías, enfermedades cerebrovasculares y otros problemas cardiovasculares que normalmente se asocian al consumo de grasas saturadas (como el ácido láurico que se encuentra en el coco).

Aunque no acabamos de comprender esta incoherencia, puede que se deba al efecto antibacteriano positivo que tiene el ácido láurico en el intestino. El ácido láurico de los productos del coco puede que proteja el corazón y los vasos sanguíneos de las enfermedades cardiovasculares reduciendo las bacterias del intestino que favorecen la permeabilidad intestinal, conocido factor de riesgo de las enfermedades cardíacas y de la inflamación sistémica crónica de bajo nivel. Basándonos en las pruebas de los isleños del Pacífico, el aceite de coco, su pulpa y su leche no incrementan el riesgo de padecer enfermedades cardiovasculares, por lo menos cuando forman parte de la moderna dieta paleolítica. Así que puedes dejar que tu paladar «regrese a las islas» y disfrute de los deliciosos beneficios para la salud de este apreciado alimento vegetal.

Nuestra última recomendación para tu despensa: elimina todas las alubias, lentejas, guisantes secos, cacahuetes y cualquier otro tipo de legumbres. Estos alimentos no formaban parte de la antigua dieta de la humanidad, simplemente porque no son comestibles si no los cocinas. Los humanos han poblado el planeta durante unos dos millones y medio de años, pero el uso del fuego controlado es relativamente reciente: sólo desde hace aproximadamente tres mil años. Nuestra especie ha tenido poco tiempo para adaptarse a una familia de alimentos que son fuentes concentradas de ciertos antinutrientes (lectinas, fitatos, inhibidores de la proteasa y saponinas) que aumentan la permeabilidad intestinal, favorecen la inflamación sistémica crónica y perjudican nuestra salud.

Lo que tienes que sacar de la nevera

Ahora que ya has eliminado los productos no saludables de tu despensa, vamos a explorar tu nevera y descubrir los peligros alimentarios que la acechan. Como la mayor parte de las personas que viven en un país industrializado, tu nevera probablemente tendrá unas cuantas botellas o *tetrabriks* de leche pasteurizada de tu supermercado más próximo, yogures, mantequilla, un surtido de quesos, por no hablar de los lácteos congelados (como helado, leche helada y yogur helado). Aunque estos alimentos constituyen el 10 por ciento de las calorías de la dieta típica estadounidense, nada tienen que ver con lo que comían nuestros antepasados paleolíticos. Los estudios realizados con rayos X de los esqueletos de los cazadores-recolectores, que no tomaban lácteos, muestran que tenían unos huesos sanos y robustos sin osteoporosis. Si ingieres suficientes frutas y verduras frescas (un 35 por ciento de tus calorías) como parte de tu dieta paleolítica y tomas un poco el sol, el calcio y los productos lácteos no son necesarios.

Probablemente, tu nevera también contenga una variedad de alimentos procesados antipaleolíticos, que jamás deberían haber llegado a suponer ni siquiera un mínimo porcentaje de la dieta original de la humanidad. Por ejemplo, los zumos concentrados como la limonada, el zumo de manzana, el zumo de uva y de naranja deben salir de tu nevera, puesto que son alimentos que disparan tus niveles de azúcar en la sangre. Como has hecho en tu despensa, la regla es: si contiene trigo, sal o azúcar, tíralo. Si tienes verduras o frutas congeladas, consérvalas. No obstante, una vez que las hayas consumido, intenta utilizar siempre productos frescos, ya que son más saludables y saben mejor.

La mayoría de las neveras están repletas de carnes procesadas artificiales como beicon, salchichas, salchichón, mortadela, embutidos y otras. Aunque hayas pagado una buena cantidad por esos productos, recuerda que contienen grandes cantidades de sal, nitritos, nitratos, azúcares, derivados y otros aditivos nocivos. Así que, por tu bien, deshazte de esos artículos artificiales. Por último, revisa tus congelados. Si tienes carnes grasas de ganadería industrial, guárdalas. Pero la próxima vez, procura comprar carne ecológica o cortes magros de las carnes comerciales.

Lista de alimentos no paleolíticos

Cuando escudriñes en tu cocina te asombrarás al ver la cantidad de alimentos no saludables que has acumulado. La mayoría de los alimentos que puedes eliminar serán evidentes, mientras que otros no lo serán tanto. Utiliza la siguiente lista si tienes alguna duda. Por último, no te olvides de revisar las etiquetas de las vitaminas o suplementos que estés tomando para ver si tienen ingredientes que no sean compatibles con esta dieta.

PRODUCTOS LÁCTEOS

- Todos los alimentos procesados hechos con productos lácteos
- Mantequilla
- Queso
- Nata
- Quesos para untar
- Yogur helado
- Helado

- Leche helada
- Leche entera
- Leche descremada o semidesnatada
- Monodosis de crema de leche sin grasa
- Leche en polvo
- Yogur
- Proteína en polvo de suero de leche

CEREALES

- Cebada: sopa de cebada, pan de cebada y todos los alimentos procesados hechos con cebada
- Maíz: mazorca de maíz, tortillas de maíz, chips de maíz, harina de maíz, sirope de maíz
- Mijo
- Avena: avena partida irlandesa, copos de avena gruesos y todos los alimentos procesados hechos con avena
- Arroz: arroz integral, arroz blanco, arroz salvaje, sopa de fideos japonesa *ramen*, fideos de arroz, arroz basmati, tortitas de arroz, harina de arroz y todos los alimentos procesados hechos de arroz
- Centeno: pan de centeno, tostadas de centeno y todos los alimentos procesados hechos de centeno
- Sorgo
- Trigo: pan, panecillos, magdalenas, fideos, crackers, galletas, pasteles, donuts, panqueques, gofres, pasta, espaguetis, lasaña, tortillas de trigo, pizza, pan pita, pan sin levadura y todos los alimentos procesados hechos de trigo o de harina de trigo
- Trigo bulgur (trigo partido)
- Cuscús
- Todas las harinas de cereales, incluidas las que no tienen gluten

SEMILLAS PARECIDAS A LOS CEREALES

- Amaranto
- Trigo sarraceno

- Semillas de chía
- Quinoa

LEGUMBRES

- Todas las legumbres (alubias azuki, alubias negras, habas, habitas, alubias rojas, alubias pallar, alubias mungo, alubias blancas pequeñas, judías verdes, alubias pintas, alubias blancas, judías de careta)
- Garbanzos
- Lentejas
- Cacahuetes, mantequilla de cacahuete, aceite de cacahuete
- Lee las etiquetas; incluso las mezclas de frutos secos envasados que, en teoría, no incluyen cacahuetes a veces contienen aceite de cacahuete
- Guisantes de todo tipo: verdes, tirabeques y partidos
- Soja y todos los productos de soja: tofu, edamame fresco o congelado, miso, tempeh, salsa de soja, tamari, salsa ponzu, leche de soja, aceite de soja y proteína de soja en polvo

TUBÉRCULOS CON FÉCULA

- Patatas y todos los productos hechos con patata

ALIMENTOS SALADOS

- Casi todos los aliños de ensalada y condimentos comerciales
- Beicon
- Quesos
- Fiambres
- Embutidos
- Salchichas de Frankfurt
- Jamón
- Salchichón (salami)
- Perritos calientes
- Kétchup
- Aceitunas
- Encurtidos

- Cortezas de cerdo
- Frutos secos salados
- Especias saladas
- Prácticamente todas las carnes y pescados enlatados
- Salchichas
- Carnes procesadas
- Carnes o pescados ahumados, secos y salados

CARNES GRASAS
- Todos los cortes de carne fresca grasa
- Chuleta de cerdo con grasa
- Asados de cerdo grasos
- Costillas de cerdo
- Beicon
- Salchicha de cerdo
- Pierna de cordero grasa
- Asado de cordero graso
- Costillas de cordero grasas
- Pata, muslo y alitas de pollo o pavo
- Muslos y alas de pollo y pavo
- Costillas de vacuno
- Rosbif graso
- Chuletas de vacuno con hueso en forma de T
- Cortes de vacuno grasos
- Carne de vacuno picada grasa

REFRESCOS Y ZUMOS DE FRUTA
- Todos los refrescos azucarados
- Bebidas de frutas o zumo de frutas recién exprimidas o zumos de verduras (vale sólo para los atletas)
- Refrescos de frutas enlatadas o embotelladas
- Todas las frutas frescas congeladas
- Polos

DULCES

- Caramelos
- Chocolate
- Miel
- Melazas
- Sirope de maíz
- Todos los azúcares refinados, incluido el sirope de arce, azúcar de dátil y cualquier producto que tenga fructosa, sacarosa o glucosa

ALIMENTOS VARIOS

- Todos los vinagres y alimentos que contengan vinagre
- Alimentos con colorantes o sabores artificiales
- Alimentos con conservantes
- Todas las mezclas de especias que lleven sal
- Suplementos de vitaminas que tengan almidón de arroz, de soja, de trigo y otros ingredientes que lleven cereales

Vuelve a llenar tu cocina con alimentos paleolíticos

Cuando la mayoría de nosotros llenamos la despensa, solemos hacerlo con alimentos que no se estropeen. Esta costumbre procede de otra era anterior, antes de la refrigeración, cuando era necesario tener grandes cantidades de harina, azúcar, arroz y legumbres secas y alimentos envasados a mano. Las frutas y verduras frescas eran lujos de temporada, no alimentos habituales. En la actualidad, la refrigeración y los vuelos internacionales hacen posible que podamos comer nuestra dieta ancestral dondequiera que vivamos.

Cuando hayas eliminado tus anteriores productos básicos, te sorprenderá ver cuánto espacio tienes en los armarios. Ahora ya has completado satisfactoriamente el primer paso de la organización de tu paleo-cocina y ya estás listo para empezar la parte divertida de almacenar lo que realmente necesitas.

Alimentos básicos para la dieta paleolítica

Pronto descubrirás que hay algunos artículos que son esenciales en tu nueva despensa. La conveniencia y larga vida de estos artículos te permitirán preparar paleocomidas rápida y fácilmente sin tener que ir a comprar todos los días. Como podrás ver, salvo por las especias y los tubérculos feculosos, en las paleococinas apenas se necesita espacio para la despensa, porque la «comida real» es fresca, lo que implica que habitualmente estará en la nevera. Observa que los productos que cito a continuación no son en modo alguno una lista exhaustiva, sino ingredientes del día a día de la paleococina.

ACEITES
- Aceite de oliva virgen extra
- Aceite de nuez
- Aceite de aguacate
- Aceite de nuez de macadamia
- Aceite de coco

FRUTOS SECOS CRUDOS
- Almendras
- Nueces de Brasil (coquitos)
- Avellanas
- Nueces pecanas
- Nueces

ESPECIAS SECAS
- Pimienta de Jamaica
- Anís
- Albahaca
- Hojas de laurel
- Pimienta de cayena
- Chile en polvo

- Canela
- Clavo de olor
- Comino
- Curry en polvo
- Eneldo
- Ajo en polvo
- Jengibre en polvo
- Nuez moscada
- Cebolla en polvo
- Orégano
- Pimentón dulce
- Perejil
- Pimienta negra en grano. Utilizarla siempre fresca y molerla al momento con un molinillo de pimienta. La pimienta negra en polvo no tiene ni punto de comparación
- Romero
- Salvia
- Tomillo
- Cúrcuma

TUBÉRCULOS CON FÉCULA
- Boniatos o ñame

PROTEÍNA SECA EN POLVO
- Claras de huevo en polvo

Paleoalimentos frescos

Aunque los siguientes alimentos no deberías guardarlos indefinidamente en la nevera, comprarlos cada semana o cada dos semanas te permitirá mantener su frescor y estarán a punto para cuando quieras utilizarlos. Ten presente que no sólo cito estos elementos básicos por su valor nutritivo superior al resto de los paleoalimentos, sino porque la mayoría de las personas los conocen y son versátiles para preparar comidas frescas y saludables. Véase el capítulo 1 para listas de alimentos más extensas.

ACEITE

- Aceite de semillas de lino

HIERBAS FRESCAS Y ESPECIAS

- Albahaca
- Cebollinos
- Cilantro
- Eneldo
- Perejil
- Estragón

VERDURAS

- Pimiento morrón
- Brécol
- Zanahorias
- Coliflor
- Apio
- Pepino
- Lechuga
- Setas y champiñones
- Cebollas
- Rábanos
- Cebolletas (cebolla de verdeo)
- Espinacas

FRUTAS FRESCAS

La mayoría de las frutas no requieren refrigeración, pero, excepto los plátanos, si se guardan en la nevera duran más tiempo. Puedes ampliar la lista de frutas básicas que cito a continuación y probar otras más exóticas como la papaya, la guayaba, la fruta estrella (carambola), la fruta de la pasión (maracuyá), la fruta del dragón (pitaya) o el pepino africano (kiwano).

- Manzana
- Aguacate
- Plátano
- Melón cantalupo
- Uvas
- Pomelo
- Limón
- Naranja
- Fresas
- Tomate

CARNE, PESCADO Y HUEVOS

Estos productos tendremos que sustituirlos cada semana. Para más información sobre comprar, cocinar y preparar carne, huevos y pescado ecológicos, véase el capítulo 1.

- Huevos enriquecidos con omega-3
- Pescado fresco
- Marisco fresco
- Pollo de granja
- Vacuno alimentado con hierba

Utensilios de cocina

Para preparar alimentos saludables necesitas que tu cocina cuente con los instrumentos adecuados. Para empezar hemos recopilado los utensilios, pequeños electrodomésticos y demás enseres indispensables para que la preparación y la elaboración de la paleodieta resulten sencillas.

Sin embargo, del mismo modo que has retirado de tu cocina ciertos alimentos, deberás hacer lo mismo con ciertos utensilios antipaleo.

En primer lugar, deshazte de todo el menaje de cocina que contenga aluminio, incluidas las bandejas para galletas. Tira todos los utensilios de aluminio que puedan estar en contacto con los alimentos durante la preparación, la elaboración o en el momento de comerlos. Cuando cocinas en ollas o cacerolas de aluminio, se filtran pequeñas cantidades de este metal a los alimentos que al final acaban en tu cuerpo, lo que no es precisamente recomendable. Aunque no se sabe con certeza cómo el aluminio afecta negativamente a nuestra salud y bienestar, hay estudios que especulan que puede afectar a la barrera intestinal, promoviendo un nivel bajo de inflamación crónica. El aluminio también parece tener una preferencia por el tejido nervioso y el cerebro, aunque todavía no está claro si se deteriora la cognición o la función nerviosa. Te recomendamos que sustituyas todos los instrumentos de aluminio por otros de acero inoxidable o vidrio resistente. Será dinero bien empleado.

Asimismo deberías sustituir tus botellas de agua de plástico, jarras o fiambreras de plástico por otras de acero inoxidable o cristal (no de aluminio). Además de contaminar el mundo, los recipientes de plástico suelen contener BPA (bisfenol A), dioxinas y ftalatos, que pueden llegar a los líquidos o a los alimentos que se guardan en ellos. Estas sustancias químicas pueden perjudicar tu salud y bienestar de muchas formas.

Uno de los elementos indispensables en una paleococina bien equipada es una buena colección de cuchillos. Los cuchillos de acero inoxidable de buena calidad pueden ahorrarte horas de cortar, trocear y preparar. Si todavía no tienes un buen juego de cuchillos, considera su compra como una inversión para toda la vida en beneficio de tu salud y la de tu familia. Busca juegos de cuchillos de acero inoxidable que no se desafilen, y en los que haya suficiente variedad de los mismos para poder hacer cualquier tipo de corte o de troceado de cualquier paleoalimento.

UTENSILIOS BÁSICOS

- Dos vasos medidores de vidrio resistente para cocina
- Una olla de acero inoxidable de 4 litros
- Una cesta para cocción al vapor de acero inoxidable
- Una olla de acero inoxidable para caldo de 6 litros
- Una sartén de hierro de 30 centímetros
- Un prensador de ajos
- Bandejas de horno de vidrio o de cerámica
- Un juego de cuchillos de cocina de calidad
- Un robot de cocina pequeño (3 tazas)
- Un termómetro de cocina
- Un pelador de frutas y verduras
- Un juego de cucharas de medir de acero inoxidable
- Cuencos para mezclar de cerámica, vidrio o acero inoxidable: pequeños, medianos y grandes
- Espátulas
- Cucharas de madera
- Dos tablas de cortar de madera: una para las carnes crudas, las aves y el pescado y otra para las frutas y verduras
- Una batidora eléctrica
- Un batidor de metal

OPCIONAL (útil y divertido)

- Un exprimidor
- Una balanza digital
- Un robot de cocina amasador con accesorio para picar carne
- Un robot de cocina grande
- Un mortero
- Una mandolina
- Un deshidratador o secador de alimentos
- Un molinillo para especias y frutos secos

Temperaturas de cocción

Si te preocupa comer o servir la carne, aves o pescado crudos o poco hechos, un termómetro de cocina hace milagros. Utiliza la siguiente tabla como referencia.

TEMPERATURAS INTERNAS MÍNIMAS DE SEGURIDAD RECOMENDADAS POR EL DEPARTAMENTO DE AGRICULTURA DE ESTADOS UNIDOS (USDA)

Plato	Temperatura interna recomendada (ºC)
Bistecs y solomillos	63
Pescado	63
Cerdo	71
Carne picada	71
Platos de huevos	71
Pechugas de pollo	74
Pollo entero	74

Todos los hornos son diferentes, por lo que es mejor que uses un termómetro de cocina para tomar la decisión final sobre si está hecho para seguir nuestras recetas. Cuando te hayas familiarizado con tu horno o parrilla, intenta desarrollar un sentido del tiempo para saber cuánto rato necesitas para hacer la carne y el pescado con seguridad. Algunas de nuestras recetas incluyen instrucciones para «cubrir» antes de servir. Cubrir es un método para evitar que la carne se dore en el horno demasiado pronto. Se suele usar para hacer el pavo, pero también se emplea para casi cualquier plato que se haga al horno. Es casi como hacer una cubierta de fabricación casera con papel para cocinar y tapar un plato que de otro modo no tendría ninguna protección. Cubrir permite que los alimentos se sigan haciendo a temperaturas más bajas sin que se quemen.

Una cocina higiénica

Puede parecer un asunto trivial o incluso el típico tópico, pero lavarse adecuadamente las manos es esencial para evitar la contaminación bacteriana y una posible intoxicación alimentaria. Ten a mano jabón líquido para las manos en tu fregadero de la cocina y úsalo a menudo. Es igualmente importante que mantengas limpia y desinfectada la superficie de trabajo para evitar contaminación entre los alimentos. Utiliza una tabla de cortar para las carnes, pescado y aves y otra para las frutas y verduras. Las tablas de cortar de plástico tienden a albergar bacterias y son más difíciles de desinfectar que las de madera, que de por sí ya no fomentan el crecimiento bacteriano y la subsiguiente contaminación alimentaria. Aun así, cada pocas semanas deberías esterilizar tu tabla de cortar sumergiéndola en agua con un poco de lejía durante cinco minutos y luego aclarándola bien.

Procura ir limpiando a medida que cocinas y preparas los alimentos. Facilita la tarea de limpieza final y garantiza una comida saludable sin riesgo de contaminación o intoxicación alimentaria. Adopta la costumbre de lavar y cortar el pescado y la carne en zonas separadas de las frutas y de las verduras. Lávate las manos con frecuencia, cada vez que pasas de una a otra zona. Mantén también separados los cuchillos y los utensilios, no sólo para la preparación preliminar, sino también a la hora de cocinar y servir.

Para una cocina segura e higiénica, la nevera es fundamental. El pescado y la carne crudos se han de guardar en una zona separada de las frutas y las verduras. Guarda los huevos en los estantes interiores, en vez de en la puerta, donde la temperatura es más alta y es más fácil que se estropeen. Utiliza el cajón para guardar las verduras de hoja verde y otros vegetales en bolsas de plástico selladas, esto duplicará su vida de almacenamiento. Unas cuantas veces al mes, o cuando sea necesario, limpia el interior de tu nevera con agua caliente jabonosa. Una vez a la semana, revisa lo que tienes guardado y tira todos los alimentos que ya no estén en condiciones o que empiecen a marchitarse o estropearse. Aunque lo fresco siempre es mejor que lo congelado, resulta poco práctico y caro comer pescado, carne y aves frescos todos los días. Aprovecha las ofertas y compra una cantidad mayor de esos productos. Divídelos en raciones individuales y congélalos en bolsas de congelar con cierre. Estos sencillos pasos te ayudarán a evitar que se estropeen o contaminen tus productos de origen animal.

Economizar en la dieta paleolítica

¿Te cuesta encontrar solomillo de ternera ecológica y cuando lo encuentras te echas atrás al ver su precio? No te preocupes, con un poco de creatividad e imaginación, hasta las personas con presupuestos ajustados pueden seguir fielmente sus raíces paleolíticas. Los siguientes consejos te ayudarán a empezar.

COMPRA A GRANEL

- Los frutos secos, hierbas secas y especias, incluso las infusiones de hierbas se pueden comprar a granel en la sección de venta al peso de tu supermercado o tienda. De este modo, no sólo ahorras dinero, sino que actúas de forma más ecológica, puesto que reduces el uso de envoltorios innecesarios.
- Aprovecha las ofertas de aves, carne y pescado. A la mayoría de las personas solteras les basta con el congelador de su nevera. Puedes guardar suficiente carne, pescado y aves congelados para unas semanas. Si tienes una familia numerosa, plantéate comprar un arcón o congelador aparte.
- Cuando haya frutas o verduras de oferta, compra bastante cantidad de ellas y durante esa semana escoge aquellas recetas en las que puedas utilizarlas. Por ejemplo, prepara la calabaza espagueti con salsa marinera cuando los tomates están de oferta o aprovecha para hacer una buena cantidad de salsa de tomate casera. Si planificas un poco, puedes aprovechar las ofertas a la vez que preparas deliciosas comidas para tu familia.

- Compra carne entera en vez de precortada, sin piel y deshuesada. Puedes sacarle fácilmente la piel a un pollo y ahorrar bastante dinero. Asimismo, aprovecha los precios más bajos de piezas grandes para asados y simplemente córtalas en raciones más pequeñas y más prácticas, que podrás congelar.

COMPRA ALIMENTOS DE PROXIMIDAD

- Que tus comidas y alimentos sean de proximidad y de temporada. Los alimentos locales casi siempre son más baratos que los importados. También reduces el impacto ecológico al comprar a los agricultores y comercios de tu zona.
- Sé flexible con las recetas y modifícalas para adaptarlas a los alimentos de tu zona. Muchas recetas tienen un gran margen para la improvisación y la sustitución de ingredientes. No tengas miedo de probar algo nuevo haciendo adaptaciones prácticas.

HAZLO TÚ MISMO

- ¿Te gusta la mantequilla de almendras, pero no el precio de su variedad ecológica? Invertir en un pequeño molinillo vale la pena. Si compras frutos secos a granel y los mueles tú mismo, pueden surgir deliciosas mezclas. La mantequilla de nueces con palitos de apio es un paleoaperitivo rápido y fácil.
- Otra gran idea para ahorrar dinero es hacer tu propio pescado seco o carne seca. Los deshidratadores caseros no son caros y también los puedes usar para secar frutas y verduras. Las rodajas de plátano seco son exquisitas.

CULTÍVALO TÚ MISMO

- Empieza creando tu propio huerto. Busca las frutas, verduras y hierbas que se cultivan bien en tu clima. Nada sabe mejor que una lechuga tierna, rábanos, tomates y cebolletas cultivados en casa, y estos productos se pueden plantar casi en cualquier parte.

Puedes reservar un espacio para las fresas, frambuesas, moras y arándanos, también crecen bien en casi todos los climas.

- Inicia una cooperativa de alimentos en tu vecindario. Puedes cultivar albahaca, orégano y romero. Tu vecino puede cultivar tomates, mientras que el de enfrente puede plantar calabazas. Sin darte cuenta, todo el mundo se estará beneficiando de tus frutas y verduras frescas que maduran y se recolectan durante el año.

No compres alimentos ecológicos innecesariamente

¿Merece la pena gastar el dinero que tanto cuesta ganar en productos ecológicos? ¿Tienen realmente beneficios nutricionales o para la salud? La literatura científica generalmente ha hecho hincapié en que, aparte de un mayor contenido de vitamina C en las verduras ecológicas (no en las frutas), no se pueden demostrar diferencias respecto al aporte de vitaminas o minerales. Si estás considerando comprar productos ecológicos por su mayor contenido nutricional, no vale la pena.

No obstante, hay una diferencia importante entre los productos ecológicos y los convencionales y se encuentra en los niveles de nitratos. Aunque ni los alimentos convencionales ni los ecológicos exceden los límites marcados por la Organización Mundial de la Salud y la Agencia de Protección Medioambiental, las concentraciones de nitratos en las frutas y verduras ecológicas son considerablemente más bajas que en los productos convencionales.

Los productos ecológicos también contienen niveles más bajos de pesticidas que los alimentos genéricos del supermercado. Puesto que una mayor exposición medioambiental y dietética tanto a los nitratos como a los pesticidas se asocia a un elevado riesgo de desarrollar ciertos cánceres, puede que prefieras los productos ecológicos.

Reinventa las sobras

No hay reglas fijas ni rápidas en lo que respecta a las sobras. Utiliza tu creatividad para convertir la cena de la noche anterior en un nuevo e interesante plato al día siguiente. ¿Has hecho demasiado pavo para cenar esta noche? Ponlo en la nevera y mañana córtalo a dados y añádele algo de curry, aceite de oliva, un puñado de pasas y un poco de manzana troceada; habrás creado una majestuosa ensalada de pavo con un lecho de verduras variadas.

Tu meta es encontrar nuevas y creativas formas de hacer que una paleocena sea el centro de tu estilo de vida saludable. Intenta implicar a tus amigos y familia. Invita a tus hijos, tu pareja o tu compañero o compañera de piso mientras planificas, preparas y cocinas tus paleocomidas. Únete a grupos de apoyo para la dieta paleolítica por Internet, intercambiad recetas, visitad mercados étnicos para descubrir ingredientes nuevos... o incluso puedes ir a cazar o pescar. Al establecer y conservar costumbres paleolíticas, te garantizas a ti y a tu familia una vida de salud y bienestar.

3

Los desayunos

Tortilla al estilo del Sur de California
Tortilla de pavo salvaje
Asado de solomillo recalentado y huevos
Frittata de verduras con huevo
Paraíso de pollo y verduras
Huevos escalfados sobre verduras asadas
Delicia de salmón salvaje
Desayuno de crudos
Trucha matutina
Burrito con especias
Desayuno exprés
Revuelto de langostinos

Puede que te cueste un poco habituarte a los paleo-desayunos, porque en general son bastante diferentes de lo que estamos acostumbrados. Pero no permitas que te afecten estas diferencias, las opciones alimentarias de nuestros ante-pasados eran justamente lo que necesitamos hoy en día para mantener nuestro nivel de energía toda la mañana y reducir el riesgo de padecer numerosas enfermedades crónicas. Las comidas de la mañana de nuestros paleoantepasados se basaban en más de dos millones y medio de años de sabiduría evolutiva, y los estudios actuales sobre los cazadores-recolectores muestran que para desayunar comían lo que habían cazado el día anterior.

Si eres como la mayoría de los estadounidenses, estarás acostumbra-do a un desayuno rico en hidratos de carbono donde tomarás algún tipo de cereal (avena, copos de cereales con leche, bollería, tostada con man-tequilla, panqueques, gofres), con café y zumo de fruta. La otra opción para los desayunos «made in USA» es un desayuno pesado rico en grasas con beicon, salchicha o huevos con jamón y patatas fritas.

Los filetes de salmón o pechugas de pollo no suelen formar parte de muchos desayunos, pero deberían. Las comidas paleolíticas de la maña-na eran ricas en proteínas y bajas en hidratos de carbono y grasas, y se componían de los restos del animal que se había cazado el día anterior. Por consiguiente, un desayuno habitual para la dieta paleolítica podría ser rodajas de carne fría o ancas de rana frías (sobras de la cena de la noche anterior) y medio melón cantalupo o unas cuantas fresas frescas.

A medida que nos vayamos habituando a esta forma de comer, mu-chos no sólo comeremos carne y pescado para desayunar, sino también verduras. No es raro comer cebollas, pimientos y tomates troceados en la tortilla, sino también brécol o espárragos como acompañamiento, por extraño que pueda parecer al principio. No obstante, ha sido nuestra cul-tura, no nuestras necesidades nutricionales, la que ha dado forma a nuestra idea de desayuno apropiado. Adelante, prueba el pescado o la carne por la mañana, con frutas frescas o verduras. Pronto descubrirás que estás más delgado o delgada y tendrás energía toda la mañana.

Si prefieres un desayuno más tradicional, los huevos son una excelente forma de empezar el día. Los huevos son un alimento muy nutritivo, ya que son una buena fuente de selenio, vitamina A, vitaminas B y algunos minerales. Además, ahora en casi todos los supermercados venden huevos enriquecidos con los saludables ácidos grasos de cadena larga omega-3, EPA y DHA. Los estudios científicos más recientes demuestran que un consumo regular de huevos (siete a la semana) no incrementa tu nivel de colesterol en la sangre, ni el riesgo de padecer enfermedades cardíacas. Por el contrario, un consumo regular de huevos aumenta el colesterol bueno HDL, que son las partículas que eliminan el colesterol de tu cuerpo a la vez que reducen las partículas LDL, densas y pequeñas, que obturan las arterias y que generan las cardiopatías. Así que no temas e incluye este saludable alimento en tu desayuno.

Tortilla al estilo del Sur de California

Las tortillas son una gran fuente de proteínas, no sólo en el desayuno, sino a cualquier hora del día. Prueba este plato cargado de vitaminas por la mañana, al mediodía o por la noche. **2 RACIONES**

4 huevos enriquecidos con omega-3
1 cucharada de aceite de oliva virgen extra
1 taza de espinacas troceadas
1 cucharadita de albahaca fresca cortada a trocitos
Pimienta negra recién molida
1 aguacate pequeño a rodajitas finas

Bate los huevos en un bol pequeño hasta que estén ligeramente montados. Calienta el aceite en una sartén pequeña a fuego medio y echa los huevos. Con una espátula de silicona, levanta con suavidad los bordes de la tortilla para que el huevo que no está hecho se deslice hacia los lados de la sartén y se termine de hacer.

Cuando esté casi a punto, echa una capa de espinacas sobre una parte de la tortilla; en la otra parte esparce la albahaca y la pimienta y dóblala por la mitad, cerrándola. Baja el fuego. Tápala y deja que acabe de hacerse a fuego lento durante un minuto.

Córtala por la mitad, ponla en dos platos y añade la guarnición de rodajas de aguacate.

Tortilla de pavo salvaje

Para los amantes del pavo esta receta ofrece una exquisita combinación de carne y huevos que supone una potente dosis de proteínas. **2 RACIONES**

4 huevos enriquecidos con omega-3
1 cucharada de aceite de oliva virgen extra
1 tomate rojo pequeño troceado
60 g de Pechuga de pavo asado (pág. 121)
1 cucharadita de eneldo fresco picado
1 cucharadita de estragón seco
Pimienta negra recién molida

Bate los huevos en un bol pequeño hasta que estén ligeramente montados. Calienta el aceite en una sartén pequeña a fuego medio y echa los huevos. Con una espátula de silicona levanta con suavidad los bordes de la tortilla para que el huevo que no está hecho se deslice hacia los lados de la sartén y se termine de hacer.

Cuando esté casi a punto, echa el tomate y el pavo en una parte, añade el estragón y el eneldo por encima y dobla la tortilla por la mitad, cerrándola. Tápala y deja que acabe de hacerse a fuego lento durante un minuto.

Córtala por la mitad y ponla en dos platos. Sazónala con pimienta fresca al gusto.

Asado de solomillo recalentado y huevos

Para empezar el día de forma saludable, disfruta de este plato ligeramente dulce hecho con los ingredientes más frescos. **2 RACIONES**

1 cucharada de aceite de oliva virgen extra
1 pimiento morrón verde cortado a tiras
½ cebolla pequeña bien picada
½ cucharadita de albahaca fresca picada
½ cucharadita de romero seco
60 g de Asado de solomillo de vacuno cortado a tiras (pág. 130)
2 huevos enriquecidos con omega-3 batidos
Pimienta negra recién molida

Calienta el aceite en una sartén de hierro a fuego medio. Echa los pimientos, la cebolla, la albahaca y el romero y saltéalos durante cinco minutos.

Cúbrelos con el asado de solomillo y sigue salteando durante un minuto. Echa los huevos y remueve todos los ingredientes durante dos minutos.

Sazónalo con pimienta negra recién molida al gusto.

Frittata de verduras con huevo

Este sencillo plato italiano de verduras y huevo se sirve recién sacado del horno. **2 o 3 RACIONES**

2 cucharadas de aceite de oliva virgen extra
1 pimiento morrón rojo a rodajas finas
1 cebolla pequeña a rodajas finas
1 diente de ajo picado
60 g de champiñones blancos a rodajitas
4 huevos enriquecidos con omega-3 batidos

Precalienta el grill del horno.

Calienta el aceite en una sartén de hierro a fuego medio. Añade el pimiento, la cebolla y el ajo. Saltéalos durante unos cinco minutos o hasta que se reblandezcan. Echa los champiñones y sigue cocinándolos durante cinco minutos, removiéndolos de vez en cuando. Vierte los huevos y remuévelos de vez en cuando durante dos minutos más.

Gratina la mezcla tres o cuatro minutos hasta que esté dorada por encima y firme al tacto.

Paraíso de pollo y verduras

El versátil pollo tiene muchas utilidades para nuestro desayuno. Olvídate de los huevos y disfruta de la carne para empezar el día chupándote los dedos. **2 RACIONES**

2 cucharadas de aceite de oliva virgen extra
1 cebolla pequeña troceada
1 diente de ajo picado
225 g de espárragos frescos troceados
1 zanahoria grande rallada groseramente
225 g de sobras de Pollo entero al horno (pág. 113) deshilachado
225 g de espinacas frescas crudas
½ limón exprimido

Saltea la cebolla y el ajo en una sartén de hierro a fuego medio durante cinco minutos aproximadamente o hasta que se ablanden. Añade los espárragos y la zanahoria y sigue salteándolos cinco minutos más. Agrega el pollo y remuévelo durante un minuto.

Echa las espinacas, retira la sartén del fuego y tápala. Las espinacas se ablandarán con el vapor. Saca la tapa y aderezas la mezcla con el zumo de limón.

Huevos escalfados sobre verduras asadas

Esta combinación única aporta sabor y variedad a tu desayuno.

2 RACIONES

2 huevos enriquecidos con omega-3 grandes

1 cucharadita de zumo de limón recién exprimido

Sobras de las verduras asadas que prefieras (véase capítulo 10 para opciones)

Pon unos dos dedos de agua en una olla de 22 centímetros. Añade el zumo de limón y déjalo hasta que hierva.

Rompe los huevos en un plato pequeño. Coloca el plato cerca de la olla con agua hirviendo y echa los huevos dentro. Escálfalos durante tres o cuatro minutos y sácalos con una rasera.

Coloca los huevos sobre las verduras asadas.

Delicia de salmón salvaje

Esta comida cargada de omega-3 es la forma perfecta de empezar el día con la dieta paleolítica. **2 RACIONES**

2 filetes de salmón salvaje de 110 a 170 g cada uno
1 cucharada de aceite de oliva virgen extra
1 cucharadita de eneldo fresco bien picado
1 cucharadita de pimentón dulce en polvo
½ cucharadita de pimienta negra recién molida
115 g de champiñones blancos a láminas
1 tomate rojo grande a dados

Pon dos dedos de agua en una olla con una cesta para cocer al vapor. Llévala al punto de ebullición. Baja el fuego, coloca el salmón en la cesta y cuécelo al vapor durante quince minutos.

Calienta el aceite en una sartén de hierro a fuego medio. Echa el eneldo, el pimentón, el pimiento y los champiñones y saltéalos durante cinco minutos. Agrega el tomate y sigue salteando otros cinco minutos. Retira la sartén del fuego.

Cuando el salmón esté hecho, sácalo de la olla y cúbrelo con la mezcla de tomates y champiñones.

Desayuno de crudos

La cocina japonesa suele estar representada por el pescado crudo que se considera una exquisitez. Alégrate el día y aguza tu mente con esta sorprendente ración de omega-3. **2 RACIONES**

2 cucharadas de aceite de coco

2 tazas de espinacas cortadas a trocitos

2 sashimi de atún blanco, de 115 a 170 g cada uno, cortados a láminas finas

1 taza de mango o melocotón a rodajas

½ taza de arándanos negros

Calienta el aceite de coco a fuego lento hasta que se licue. Añade las espinacas y mézclalas bien.

Coloca el sashimi entre las espinacas o rodajas de melocotón o mango. Añade los arándanos alrededor.

Trucha matutina

La dieta paleolítica se ha ido decantando por el pescado fresco para desayunar. Este delicioso plato te ayudará a empezar el día con un chapuzón. **2 RACIONES**

2 truchas de 25 a 30 cm cada una
2 cucharadas de aceite de oliva virgen extra
½ cebolla pequeña a dados
2 cucharadas de vino chardonnay
1 cucharadita de eneldo fresco picado
1 cucharadita de pimentón dulce
½ limón exprimido

Precalienta el horno a 175 ºC. Limpia la trucha y ponla sobre una hoja de papel de hornear para envolver todo el pescado.

Calienta el aceite a fuego medio en una sartén de hierro pequeña. Añade la cebolla y saltéala hasta que se ablande, unos cinco minutos. Retírala de la sartén y mézclala en un bol con el vino, el eneldo, el pimentón dulce y el zumo de limón. Rellena la trucha con la mezcla de cebolla y envuélvela con la hoja de papel. Hornéala veinte minutos.

Burrito con especias

Esta receta es una gran alternativa a un burrito de huevo clásico envuelto en una tortilla. Utiliza lechuga fresca crujiente para envolver el desayuno y lo convertirás en un manjar paleolítico. **2 RACIONES**

- 1 cucharada de aceite de oliva virgen extra
- ½ cebolla pequeña a dados
- 1 diente de ajo picado
- 1 pimiento morrón rojo a rodajas finas
- 1 cucharadita de comino molido
- ½ cucharadita de pimienta de cayena
- ½ taza de pollo, cerdo magro o bistec de vacuno cocido cortado a dados
- 3 huevos grandes enriquecidos con omega-3 batidos
- ½ cucharadita de pimienta negra molida
- 2 hojas de lechuga iceberg o romana grandes

Calienta el aceite de oliva a fuego medio en una sartén de hierro de 28 centímetros. Saltea la cebolla y el ajo hasta que se ablanden, durante unos cinco minutos. Echa el pimiento morrón rojo, el comino, la cayena y la carne, y mézclalo todo bien durante un minuto.

Añade los huevos batidos y remuévelos con una espátula hasta que estén bien hechos. Espolvorea la pimienta negra por encima. Envuélvelos firmemente en las hojas de lechuga.

Desayuno exprés

Utiliza las sobras de brécol y de pollo para preparar rápidamente este desayuno. Esta ensalada Waldorf realzada con verduras es perfecta para empezar el día.   **2 RACIONES**

2 tazas de brécol al vapor cortado a trocitos

225 g de pechuga de pollo al horno a dados

2 manzanas rojas pequeñas cortadas a trocitos medianos

28 g de nueces troceadas

½ taza de uvas cortadas por la mitad

1 tronco de apio grande troceado

1 cucharada de aceite de semillas de lino

1 cucharadita de zumo de limón recién exprimido

Mezcla todos los ingredientes en un bol de tamaño mediano y remuévelos bien.

Revuelto de langostinos

Este plato de langostinos y huevo es un festín especial para despertar tu paladar y dar vitalidad a tu cerebro para la ajetreada jornada que tienes por delante. Disfruta del melón fresco como acompañamiento y empezarás bien el día. 2 RACIONES

1 cucharada de aceite de oliva virgen extra

½ cebolla pequeña a dados

4 huevos enriquecidos con omega-3

1 taza pequeña de langostinos cocidos

1 cucharadita de eneldo fresco picado

1 cucharadita de albahaca seca

2 corazones de alcachofa frescos o de lata (envasados en agua)

Calienta el aceite a fuego medio en una olla de 28 centímetros. Echa la cebolla y saltéala hasta que se ablande, durante unos cinco minutos.

Bate los huevos en un bol de tamaño mediano hasta que queden ligeramente montados. Viértelos en la olla con la cebolla salteada. Añade los langostinos, el eneldo y la albahaca y mézclalo todo bien hasta que los huevos estén cuajados y jugosos, pero no demasiado hechos. Agrega los corazones de alcachofa y termina la cocción.

4

Tentempiés y aperitivos

Langostinos con chile y lima

Olé de mango y fresas

Entrante de espárragos

Higos rellenos de nueces pecanas

Gazpacho

Minirrollitos de rosbif

Rollitos de lechuga

Sábanas de melón

Tomates rellenos

Virtuoso de verduras

Huevos rellenos tropicales

Frutos secos variados con especias

Champiñones rellenos

Brochetas de langostinos

Los aperitivos y tentempiés son una parte clave de la dieta paleolítica, ya que es importante tomar algo entre comidas siempre que tengas hambre. Nuestros antepasados cazadores-recolectores solían comer lo que conseguían en sus cacerías y recolecciones. Al igual que los tentempiés de nuestros ancestros, los tuyos han de ser nutritivos y de alimentos reales. Los alimentos ricos en proteínas como la cecina de vaca, el salmón seco, los langostinos cocidos listos para comer o las pechugas de pollo frías son una forma excelente de saciar el apetito y fortalecer el metabolismo. Además te ayudarán a adelgazar. El secreto de los paleotentempiés es que sean sencillos para que puedas llevártelos a tu trabajo o cuando realices otras actividades. Las bolsas de plástico con cierre o las fiambreras son lo más indicado para mantener frescos tus tentempiés y resultan prácticos de llevar. Aquí tienes una lista de algunos tentempiés y aperitivos sencillos que requieren un tiempo de preparación mínimo:

- Manzanas, ciruelas, peras, melocotones, albaricoques, uvas, fresas, plátanos o cualquier fruta fresca
- Albaricoques secos (sin sulfuro)
- Palitos de zanahoria y apio mojados en guacamole
- Tomatitos cherry o tomatitos cherry pera
- Rodajas de tomate
- Jícama (nabo mexicano) cortado a bastoncitos o rabanitos
- Rodajas de calabacín o de calabaza mojados en salsa de tomate casera
- Rodajas de aguacate aderezadas con zumo de limón
- Huevos duros
- Cecina de vacuno hecha en casa
- Salmón seco hecho en casa
- Rodajas de rosbif
- Rodajas de pechuga de pavo frías
- Langostinos cocidos listos para comer
- Pechuga de pollo fría

- Rodajas de solomillo de cerdo frío
- Ostras al vapor
- Almejas al vapor
- Mejillones al vapor
- Patas de cangrejo frías
- Nueces (máximo de 115 g al día si estás intentando adelgazar)

Los aperitivos son exquisiteces para picar y aguantar durante horas mientras tomas una bebida o charlas con los amigos. Son alimentos sociales, alimentos para fiestas y celebraciones. Son platos que inspiran a conversar y a pasar la noche. Los aperitivos de marisco son ideales para la dieta paleolítica. No son ni demasiado fuertes ni demasiado pesados, contienen la quintaesencia del mar, ligeramente salados y picantes, pero frescos por naturaleza. Tienen muchas proteínas, son bajos en grasas y tienen muchos ácidos grasos de cadena larga omega-3, EPA y DHA. ¿Qué mejor forma de empezar una fiesta o celebración que con un elegante plato de almejas, ostras, langosta, langostinos o patas de cangrejo? Acompaña estos deliciosos manjares con verduras frescas como cebolletas, tomatitos cherry o cherry pera, rábanos, tiras de zanahoria rizada, y tu delicioso aperitivo tendrá un impactante efecto visual.

Puesto que se centran en los ingredientes crudos, nutritivos y de sabores limpios, los aperitivos paleolíticos son un fabuloso entrante para los sabores más complejos que caracterizan los platos principales que vendrán a continuación. En esta dieta, la buena comida se puede acompañar con un buen vino o con cualquier otra bebida que te agrade, incluida el agua.

Langostinos con chile y lima

Una de las mejores fuentes de proteínas y muy fácil de preparar, este aperitivo de langostinos está listo en unos minutos. Se puede servir frío o caliente. **4 RACIONES**

2 cucharadas de aceite de oliva virgen extra

1 diente de ajo picado

½ taza de tomatitos cherry cortados por la mitad

½ kg de langostinos de tamaño mediano

1 cucharadita de pimentón dulce

2 cucharadas de cilantro troceado

½ lima exprimida

Pimienta de cayena al gusto

Calienta el aceite en una sartén de hierro a fuego medio. Añade el ajo y saltéalo removiéndolo durante un minuto. Agrega los tomates y sigue sofriéndolo todo durante dos minutos. Incorpora los langostinos y remuévelos durante dos o tres minutos. Los langostinos están hechos cuando adquieren un color rosado.

Apaga el fuego y echa el pimentón y el cilantro. Añade el zumo de lima por encima y sazona con la pimienta de cayena.

Olé de mango y fresas

Descubrimos esta combinación única de mango dulce, fresas, lima ácida y chile picante en una noche de verano que estábamos de vacaciones en México. **4 RACIONES**

1 mango

4 fresones

½ lima exprimida

Chile picante al gusto

4 ramitas de cilantro para adornar

Pela el mango y córtalo a lonchas iguales. Lava las fresas y sácales las hojitas verdes, hazles unos cortes longitudinales, pero sin llegar a partir la fresa. Coloca el mango en forma de abanico, distribuido uniformemente en cada uno de los cuatro platos. Pon la fresa boca abajo en cada plato. Aderézalo todo con zumo de lima. Sazona el plato con chile en polvo y añade la ramita de cilantro.

Entrante de espárragos

Un entrante fresco y ligero para una comida especial, con el que seguro que impresionarás a tus invitados. **4 RACIONES**

8 puntas de espárragos verdes crudos (no utilices espárragos jóvenes porque son demasiado delgados)
8 lonchas finas de Pechuga de pavo asado (pág. 121)
2 cucharadas de aceite de oliva virgen extra
1 tomate de corazón de buey mediano a rodajas finas
¼ de cebolla roja a rodajas finas
Pimienta negra recién molida al gusto

Llena una olla de 2 litros con agua hasta la mitad e introduce una cesta para cocer al vapor. Lleva el agua al punto de ebullición. Pon los espárragos en la cesta y cuécelos al vapor durante cinco minutos. Pasado ese tiempo, sumérgelos en agua helada para que se detenga el proceso de cocción. Sácalos del agua y envuelve una loncha de pavo alrededor de cada punta de espárrago.

Calienta una cucharada de aceite en una sartén de hierro a fuego medio. Coloca las puntas de espárrago en la sartén, cúbrelas y cuécelas durante un minuto. Dale la vuelta a cada espárrago envuelto con unas pinzas y cuécelos durante un minuto más. El pavo quedará estéticamente dorado.

Coloca los espárragos envueltos sobre un trozo de papel de cocina para eliminar el aceite sobrante. Distribuye las puntas de espárrago en una bandeja de servir y cúbrelos con rodajas de tomate y cebolla. Aderézalo con el resto del aceite de oliva. Sazona con pimienta negra recién molida.

Higos rellenos de nueces pecanas

Este entremés paleolítico es una solución rápida para los invitados de última hora. Añadir nueces pecanas a la fruta seca es una combinación perfecta para este aperitivo. **4 RACIONES**

8 higos secos o frescos

8 mitades de nueces pecanas

Si utilizas higos secos, ponlos en un bol con una taza de agua durante 30 minutos para que se rehidraten.

Corta los tallos de los higos y tíralos. Haz un pequeño corte en la parte superior de cada higo. Inserta la mitad de la nuez pecana dentro de cada corte.

Gazpacho

Esta sopa cargada de vitaminas tradicionalmente se sirve fría y combina muy bien con una ensalada fresca de tu menú paleolítico (véase capítulo 9). **4 RACIONES**

4 tomates corazón de buey grandes cuarteados
1 pimiento jalapeño cortado a dados
1 pimiento morrón verde cortado a dados
2 dientes de ajo machacados
1 cebolla roja pequeña a dados
1 pepino pequeño pelado y cortado a dados
1 cucharadita de zumo de lima recién exprimida
2 cucharadas de cilantro fresco troceado
Pimienta recién molida al gusto

Bate bien los tomates en una batidora.

Colócalos en un bol de tamaño mediano. Añade los pimientos, el ajo, la cebolla, el pepino y el zumo de lima. Remuévelo todo bien. Esparce el cilantro y la pimienta negra por encima.

Minirrollitos de rosbif

Estos rollitos son sencillos de hacer y prácticos para llevar encima como tentempié o para servirlos con cualquier comida. **2 RACIONES**

4 lonchas finas de rosbif

1 aguacate pequeño machacado

1 taza de espinacas crudas, lavadas y troceadas

1 manzana pequeña lavada y laminada

¼ de cucharadita de orégano seco

¼ de cucharadita de romero seco

Pon las lonchas de rosbif sobre una superficie lisa. Unta el aguacate sobre cada una de ellas. Añade la capa de espinacas y las láminas de manzana. Sazónalas con orégano y romero. Enróllalas cuidadosamente para hacer los rollitos.

Rollitos de lechuga

Sirve estos deliciosos rollitos a tus familiares y amigos como entrante para una comida paleolítica especial. **4 RACIONES**

225 g de Pollo entero al horno (pág. 113) deshilachado
30 g de nueces crudas troceadas
½ taza de uvas rojas troceadas
½ cucharadita de estragón seco
½ cucharadita de romero
4 hojas de lechuga francesa o Boston
1 cucharada de aceite de semillas de lino prensado en frío

Mezcla bien en un bol de tamaño mediano el pollo, las nueces, las uvas, el estragón y el romero.

Pon una porción idéntica de esta mezcla en cada hoja de lechuga. Aderézalo con el aceite de semillas de lino. Enrolla las hojas de lechuga y ciérralas con palillos.

Sábanas de melón

Date un respiro del calor de los fogones y enrolla tu melón favorito con lonchas de pavo magro y fresco para disfrutar de una refrescante delicia paleolítica. **4 RACIONES**

1 melón cantalupo o casaba fresco y frío
8 lonchas de pechuga de pavo cortada fina, de unos 30 g cada una
Pimienta recién molida

Saca las semillas del centro del melón y tíralas. Corta el melón en trozos iguales y quítales la piel.

Envuelve cada trozo de melón con una loncha de pavo y ciérralo con un palillo. Aderézalo con pimienta.

Tomates rellenos

Estos atractivos y pequeños aperitivos son muy indicados para una barbacoa o para un día de fiesta. Prepara suficientes; es fácil que desaparezcan enseguida. **4 RACIONES**

12 tomatitos cherry
¼ de taza de cebolletas picadas
1 cucharadita de albahaca seca
1 cucharadita de orégano seco
1 cucharadita de ajo picado
½ taza de espinacas bien troceadas
1 cucharada de aceite de oliva virgen extra
½ taza de cilantro fresco

Corta los tallos de los tomates y la parte dura superior. Utiliza una cuchara parisina para sacar las semillas de los tomates y vacíalos.

Mezcla la cebolleta, la albahaca, el orégano, el ajo y las espinacas en un bol. Calienta el aceite en una sartén pequeña a fuego medio. Echa la mezcla y saltéala durante dos minutos, removiendo constantemente.

Retira la sartén del fuego y deja enfriar durante dos minutos. Introduce la mezcla dentro de los tomatitos y adórnalos con cilantro fresco.

Virtuoso de verduras

Un aperitivo de verduras que te permite empezar enseguida con la comida. Tu paladar se deleitará con este perfecto aperitivo paleolítico.

4 RACIONES

1 pimiento morrón rojo cuarteado
1 pimiento morrón amarillo cuarteado
1 cebolla roja pequeña cuarteada
1 calabacín mediano cortado a lo largo
1 calabacín amarillo mediano cortado a lo largo
2 cucharadas de aceite de oliva virgen extra
1 cucharada de orégano seco
1 cucharada de ajo picado
1 cucharada de albahaca fresca

Precalienta el grill del horno.

Mezcla las verduras en un bol. Echa el aceite, el orégano y el ajo. Coloca una capa en una bandeja de horno.

Gratínalas 30 minutos, removiéndolas a media cocción. Sácalas del horno y aderézalas con albahaca.

Huevos rellenos tropicales

A todos nos gustan los huevos rellenos. Este versátil manjar es el aperitivo perfecto, con mucha proteína para mantener tu energía a nivel óptimo durante todo el día.   **4 RACIONES**

4 huevos enriquecidos con omega-3 duros y partidos por la mitad
1 cucharada de aceite de coco
1 cucharada de aceite de semillas de lino
1 cucharada de jengibre en polvo
Pimentón dulce al gusto

Saca las yemas de los huevos y ponlas en un bol pequeño. Echa los aceites y el jengibre y amásalas con un tenedor.

Ayudándote de una cucharita, rellena cada una de las mitades del huevo con esa mezcla. Esparce el pimentón dulce por encima.

Frutos secos variados con especias

Hacerte tu propia mezcla de frutos secos tostados te permite ser creativo y te da la certeza de que estás comiendo un tentempié paleolítico que no tiene los aditivos que se suelen encontrar en las mezclas que compras en las tiendas. **1 TAZA Y MEDIA**

½ taza de nueces crudas
½ taza de nueces de Brasil crudas
½ taza de nueces de macadamia
2 cucharadas de aceite de oliva virgen extra
1 cucharadita de pimienta de cayena
½ cucharadita de nuez moscada

Precalienta el horno a 200 °C.

Mezcla los frutos secos en un bol pequeño con el aceite, la pimienta y la nuez moscada. Remuévelos bien. Pon una capa en una bandeja de horno.

Tuesta los frutos secos durante quince minutos, remuévelos cuando haya transcurrido la mitad del tiempo. Sácalos del horno y deja que se enfríen.

Champiñones rellenos

Los champiñones son un recurso versátil y delicioso para cualquier plato paleolítico. Prueba este fantástico entrante en la próxima cena con amigos. **4 RACIONES**

12 champiñones de tamaño mediano
1 cucharada de aceite de oliva virgen extra
3 dientes de ajo machacados
½ taza de cebollas chalotas a dados
1 cucharada de cebolla seca picada
¼ de taza de vino blanco
1 cucharada de albahaca seca
1 cucharada de orégano seco
1 cucharada de perejil fresco bien picado

Separa los tallos de los champiñones y córtalos a trocitos. Resérvalos. Calienta el aceite de oliva en una olla a fuego medio. Echa el ajo, la chalota y la cebolla y saltéalo todo durante dos minutos sin dejar de remover. Añade el vino blanco y déjalo hervir un poquito. Agrega los tallos de los champiñones troceados, la albahaca y el orégano. Baja el fuego y deja que se hagan a fuego lento durante cinco minutos.

Retira la sartén del fuego y deja escurrir las verduras para eliminar el exceso de líquido. Rellena los sombreros de los champiñones y espolvorea con el perejil fresco.

Brochetas de langostinos

A todos nos gusta un aperitivo sabroso servido en un cómodo pincho. Este kebab repleto de omega-3 entusiasmará a tus comensales amantes de los langostinos. **4 RACIONES**

2 cucharadas de aceite de oliva virgen extra

3 dientes de ajo machacados

1 cucharadita de pimentón dulce

1 cucharadita de pimienta de cayena

1 cucharadita de eneldo seco

¼ de taza de vino blanco

20 langostinos medianos pelados

1 pimiento morrón amarillo, sin semillas y cortado en ocho trozos

20 tomatitos cherry

1 lima exprimida

Calienta el aceite de oliva en una olla a fuego medio. Echa el ajo, el pimentón, la cayena y el eneldo. Saltéalo durante un minuto removiendo.

Baja el fuego. Incorpora el vino y cuécelo a fuego lento durante dos minutos. Añade los langostinos, tapa la olla y déjalos cocer durante diez minutos. Cuando los langostinos están hechos, su color gris desaparece y adquieren un tono rosado. Ponlos en un colador pequeño y escúrrelos. Prepara los pinchos alternando un langostino, un trozo de pimiento amarillo y un tomatito, hasta que el pincho esté completo. Adereza cada brocheta con el zumo de lima.

5

Aves de corral

Pollo paleolítico a la cazuela

Pollo casero

Pollo con coco y anacardos

Pollo entero al horno

Kebabs griegos de pechuga de pollo

Saltimbocca de pollo

Pollo al estilo de Colorado

Pollo Marsala

Estofado de pollo con apio

Paleohamburguesas de pavo

Paleofajitas de pavo

Pechuga de pavo asado

Carne de pavo ennegrecida al estilo cajún

Pechugas de pato salteadas

Hamburguesas de pato picado con romero

Faisán asado con hierbas

Las aves deberían ser uno de los principales componentes de tu dieta paleolítica, especialmente si puedes encontrar que hayan sido criadas en libertad y que hayan podido alimentarse con hierba e insectos. Cuando hablamos de aves, normalmente pensamos en platos de pollo, pero no hay que olvidarse del pavo, el pato y el ganso; también el faisán, la codorniz y la paloma se incluyen dentro de esta categoría de deliciosas carnes. Los patos y los gansos alimentados con grano se parecen mucho al ganado industrial cargado de grasa: tienen un valor nutricional inferior. Intenta adquirir las versiones salvajes, si puedes.

El pollo y el pavo son fáciles de encontrar, y como son saludables y relativamente baratos, suponen un alimento indispensable rico en proteína y bajo en grasa. El pollo, con su jugosa carne blanca y su sabrosa carne oscura, es una exquisitez en cualquier cena, tanto para sofisticados *gourmets* como para jóvenes exigentes.

Puesto que no enmascara el sabor del resto de los ingredientes, se puede incorporar en una gran variedad de platos: salteado estilo wok con verduras, mezclado en una ensalada, a la brasa en una barbacoa, asado entero al horno como entrante o estofado, en sopa o en tortilla... Las combinaciones son infinitas. Usa tu imaginación para crear platos sencillos o elaborados, no te equivocarás con esta ave.

Muchas veces verás que se etiqueta a los pollos como «freír», «parrilla», «horno». No hagas caso de estas denominaciones, simplemente hacen referencia al tamaño del pollo entero, los de freír son los más pequeños, seguidos de los de parrilla y horno, que suelen ser los más caros. Un pollo entero de aproximadamente kilo y medio puede ser suficiente para dos o cuatro personas, según su apetito y los acompañamientos.

El pollo entero es el más barato, porque cuanto más limpio y cortado esté, más se encarecerá su precio. Las pechugas deshuesadas y sin piel te ahorran tiempo, pero resultan poco económicas. La carne blanca es más magra y se cocina más rápido, lo que la convierte en una excelente opción para los salteados y las parrillas. La carne oscura es más barata, más gustosa e ideal para estofar. Si no puedes conseguir carne de aves criadas en libertad y alimentadas con hierba, evita las partes grasas de los pollos de granjas industriales, como las alas, los muslos y las patas.

El pavo es la comida típica del día de Acción de Gracias, pero los paleodietistas deberían tenerlo presente todo el año. Aunque no te estoy pidiendo que dediques medio día de tu ajetreada agenda a hacer un pavo al horno, con todo lo que eso conlleva. Por supuesto que no. Las pechugas de pavo sin piel son una comida excelente e increíblemente magra. Si comparas su grasa total (5 por ciento) con la grasa de un asado de venado (19 por ciento), comprobarás que este corte de pavo es una de las fuentes de proteína más ricas (94 por ciento) que existen.

La pechuga de pavo picado también es bastante magra y es excelente para hacer hamburguesas. Sé imaginativo; dora la carne picada de pavo en aceite de oliva y ponla en una ensalada mexicana con un poco de Salsa de melocotón con garra (pág. 238), o envuélvela en una hoja de lechuga romana y ponle Mayonesa enriquecida con omega-3 (pág. 249) casera y cebolla roja a dados.

Pollo paleolítico a la cazuela

El ramillete de hierbas de esta receta hace que este plato francés sea aromático y delicioso. Sírvelo con tu acompañamiento paleolítico favorito y una ensalada para completar la comida. **4 RACIONES**

1 pollo entero de 1-1,5 kg cuarteado
Pimienta negra recién molida
2 cucharadas de aceite de oliva
4 zanahorias grandes
1 manojo de apio
4 cebolletas pequeñas
4 hojas de salvia fresca
1 ramita de romero
1 hoja de laurel

Precalienta el horno a 150 ºC. Sazona con pimienta el pollo y resérvalo.

Calienta el aceite de oliva en una olla de caldo grande apta para horno. Corta las zanahorias, el apio y las cebolletas en trozos de unos 2,5 centímetros. Saltéalo todo durante cinco minutos.

Añade 1 litro de agua y coloca el pollo en la olla. Ayudándote de un cordel de cocina, prepara un ramillete con las hojas de salvia, romero y albahaca y ponlo dentro de la olla junto con el pollo. Tapa la olla y hornéalo durante una hora.

Retira la tapa y enciende el grill del horno. Gratina el pollo durante cinco minutos. Sácalo del horno y sírvelo con caldo y verduras.

Pollo casero

Las pechugas de pollo magras son una opción perfecta para satisfacer las exigencias proteicas de la dieta paleolítica. Acompañada de fruta fresca, esta comida es la versión paleolítica de las comidas tradicionales.

4 RACIONES

4 pechugas de pollo con hueso y piel

Pimienta negra recién molida al gusto

3 cucharadas de aceite de oliva virgen extra

1 raíz de hinojo sin el corazón y cortada a láminas

450 g de tomates cherry o cherry pera lavados y cortados por la mitad

½ taza de albahaca fresca troceada

4 hojas de albahaca fresca para adornar

Precalienta el horno a 230 °C. Sazona las pechugas de pollo con la pimienta fresca molida.

Calienta dos cucharadas de aceite de oliva en una sartén de hierro a fuego alto. Incorpora el pollo en la sartén y dóralo por cada lado durante cinco minutos. Sácalo de la sartén y déjalo reposar.

Retira el exceso de grasa de la sartén y vuelve a ponerla en el fuego. Añade el hinojo, los tomates y el resto del aceite de oliva. Agrega nuevamente el pollo a la sartén y reparte por encima la albahaca troceada.

Cubre la sartén con papel para cocinar y métela en el horno durante treinta minutos. Retira el papel vegetal y gratínalo cinco minutos.

Sácalo del horno y tápalo con el papel de hornear. Transcurridos cinco minutos, adorna el pollo con hojas de albahaca frescas.

Pollo con coco y anacardos

Los sabores de este sencillo plato elaborado con ingredientes naturales dejarán tu paladar con ganas de más. Prepara el curry con antelación, así podrás hacer esta receta en cuestión de minutos. **4 RACIONES**

> 4 pechugas de pollo sin piel, deshuesadas y aplanadas con un mazo de carne
> 1 taza de curry de coco cremoso (pág. 233)
> ¼ de taza de anacardos troceados y tostados

Mezcla las pechugas con el curry y déjalas marinar en la nevera durante al menos dos horas. Sácalas de la nevera treinta minutos antes de hacerlas.

Precalienta el grill del horno. Coloca las pechugas sobre una rejilla y gratínalas veinte minutos, dándoles la vuelta cuando estén a medio hacer.

Sácalas del horno y esparce los anacardos por encima.

Pollo entero al horno

A veces las recetas más sencillas con los mínimos ingredientes son las más sabrosas. Este plato puede ser plato único o se puede tomar acompañado de una sopa o ensalada. **4 RACIONES**

1 pollo entero de 1-1,5 kg
1 cucharada de aceite de oliva virgen extra
1 cucharadita de pimentón
Pimienta negra recién molida

Precalienta el horno a 220 ºC. Coloca el pollo en una parrilla de horno, con la pechuga mirando hacia arriba. Pon un trozo de cordel de cocina de 60 centímetros debajo del pollo, procura dejar la misma cantidad de cordel a cada lado del mismo. Junta las patas para cubrir la cavidad que queda en la parte inferior del pollo y átalas con el cordel; coloca las alas debajo de las patas y cruza el cordel para atarlas. Pon el pollo de lado para atarlo bien fuerte, luego vuélvelo a colocar con las pechugas boca arriba. Reparte el aceite de oliva y el pimentón por las pechugas, las patas y las alas. Rocíalo todo con pimienta negra recién molida.

Hornéalo durante una hora y quince minutos. Sácalo del horno, tápalo con papel de hornear y déjalo reposar diez minutos. Retíralo de la parrilla de asado para trincharlo.

Kebabs griegos de pechuga de pollo

A todos nos gusta el kebab. Es un plato fácil de preparar y divertido de comer, que da un aire festivo a las comidas y sorprende a los invitados. Prepara una cantidad generosa, pues suele acabarse en cuestión de segundos. **4 RACIONES**

1 cucharada de zumo de limón recién exprimido

2 cucharaditas de orégano seco

1 cucharada de aceite de oliva virgen extra

1 diente de ajo machacado

4 pechugas de pollo de 170 g cortadas a dados de unos 2,5 cm

8 pinchos de madera o de metal

Si utilizas pinchos de madera sumérgelos en agua durante una hora.

Mezcla el zumo de limón con el orégano, el aceite y el ajo en un frasquito y bátelo bien. Viértelo por encima del pollo y mézclalo bien. Tápalo y guárdalo en la nevera durante al menos dos horas.

Ensarta los trozos de pechuga en el pincho. Gratínalos en el horno o en una parrilla a fuego medio durante veinte minutos, dándoles la vuelta cuando haya transcurrido la mitad del tiempo.

Saltimbocca de pollo

El pavo magro a lonchas (en vez de jamón en dulce y queso provolone) es el secreto para convertir este clásico italiano en un plato paleolítico. La combinación de dos de las principales aves es un maridaje perfecto.

4 RACIONES

4 pechugas de pollo deshuesadas y sin piel finas, aplanadas con un mazo de carne
Pimienta negra recién molida al gusto
2 cucharadas de aceite de oliva virgen extra
4 hojas de salvia fresca
4 lonchas finas de Pechuga de pavo asado (pág. 121)

Precalienta el horno a 220 ºC. Adoba las pechugas de pollo con la pimienta negra y resérvalas.

Calienta el aceite en una sartén de hierro a fuego medio. Pon las hojas de salvia en la sartén y dóralas treinta segundos por cada lado. Retíralas y colócalas sobre un papel de cocina.

Junta una loncha de pavo con una pechuga de pollo. Fríe la pechuga de pollo durante cuatro minutos por el lado del pavo, dale la vuelta con unas pinzas y fríela por el otro lado.

Saca el pollo de la sartén y disponlo en una bandeja de horno. Coloca una hoja de salvia sobre cada una de las pechugas de pollo. Hornéalas durante diez minutos.

Pollo al estilo de Colorado

Las pechugas del pollo con piel y hueso son más jugosas y tiernas. Sigue estos sencillos pasos para disfrutar de un colorido manjar. **4 RACIONES**

2 cucharadas de aceite de oliva virgen extra

4 pechugas de pollo con hueso y piel

Pimienta negra recién molida

225 g de champiñones blancos a láminas

1 cebolla chalota mediana a dados

1 tomate pequeño a dados

2 tazas de Caldo de pollo (pág. 244)

1 cucharada de estragón fresco troceado

1 cucharada de perejil fresco troceado

Precalienta el horno a 220 °C.

Calienta el aceite en una sartén de hierro a fuego medio. Adoba las pechugas de pollo con pimienta negra y ponlas en la sartén. Tápalas y fríelas cinco minutos por cada lado.

Retira el pollo de la sartén y resérvalo. Saltea los champiñones en la sartén, removiéndolos de vez en cuando durante diez minutos. Añade la chalota y sigue removiendo dos minutos más.

Incorpora los tomates y el caldo. Llévalo al punto de ebullición, luego baja el fuego y déjalo a fuego lento cinco minutos. Vuelve a poner el pollo en la sartén, tápalo y hornéalo durante veinte minutos. Sácalo del horno y aderézalo con el estragón y el perejil.

Pollo Marsala

Este clásico gustará a jóvenes y adultos por igual. Los suaves sabores de las setas y del vino de Marsala combinan a la perfección para hacer que este plato sea suculento y jugoso.   **4 RACIONES**

2 cucharadas de aceite de oliva virgen extra

4 pechugas de pollo deshuesadas y sin piel de unos 170 g cada una, previamente aplanadas con un mazo de carne

1 taza de champiñones troceados

1 cebolla chalota troceada

½ taza de vino de Marsala

½ taza de Caldo de pollo (pág. 244)

½ cucharadita de orégano seco

Calienta el aceite en una sartén de hierro a fuego medio. Fríe las pechugas de pollo durante cinco minutos por cada lado. Sácalas de la sartén y tápalas con papel de hornear.

Echa las setas en la sartén y sofríelas durante cinco minutos, removiendo de vez en cuando. Añade la chalota y rehógala un minuto más. Incorpora el vino y el caldo y llévalo a ebullición.

Baja el fuego y deja cocer a fuego lento durante veinte minutos. Utiliza una espátula para rascar las partes pegadas y mézclalas con el líquido.

Vuelve a poner el pollo en la sartén y cocínalo cinco minutos más. Sazónalo con orégano.

Estofado de pollo con apio

Vas a disfrutar con este manjar fácil de preparar, delicioso y saludable. Además, el caldo al estilo paleolítico que lleva como ingrediente hace que esta comida baja en sodio sea apropiada a cualquier hora del día.

4 RACIONES

> 2 cucharadas de aceite de oliva virgen extra
> 4 pechugas de pollo con hueso y piel
> 1 cebolla chalota mediana a rodajas finas
> 12 troncos de apio, cortados por la mitad a lo largo y a lo ancho
> 4 zanahorias grandes peladas y cortadas por la mitad a lo largo y a lo ancho
> ½ taza de Caldo de pollo (pág. 244)
> ½ taza de vino blanco seco

Precalienta el horno a 220 ºC.

Calienta el aceite en una sartén de hierro a fuego medio. Fríe las pechugas, con la piel hacia abajo, durante cinco minutos. Dales la vuelta y fríelas cinco minutos más. Retíralas de la sartén y tápalas con papel de hornear.

Echa la chalota en la sartén y fríela un minuto. Añade el apio y las zanahorias y fríelos dos minutos sin remover. Dales la vuelta para dorar todos los trozos por igual y rehógalos durante dos minutos más.

Vuelve a poner el pollo en la sartén con la piel hacia abajo. Incorpora el caldo y el vino y deja cocer las pechugas durante veinte minutos, dándoles la vuelta a media cocción.

Gratina el pollo en el grill del horno tres minutos, hasta que la piel esté dorada. Sácalo del horno y déjalo enfriar cinco minutos.

Paleohamburguesas de pavo

Vale la pena hacer cantidad doble de esta receta para tenerla siempre a mano. Las hamburguesas de pavo son perfectas para un tentempié de mediodía, agregarlas a una tortilla para conseguir un poco más de proteínas o congelarlas para usarlas en otro momento. **6 RACIONES**

1 kg de pechugas de pavo magras picadas

1 huevo

1 cucharada de aceite de oliva virgen extra

1 cebolla chalota pequeña troceada

1 diente de ajo picado

1 cucharadita de pimienta negra recién molida

1 cucharadita de orégano seco

1 tomate corazón de buey mediano a rodajas

½ cebolla roja pequeña cortada a rodajas finas

1 lechuga francesa pequeña

Precalienta el grill del horno. Mezcla bien el pavo con el huevo, el aceite, la chalota y el ajo y haz varias hamburguesas. Sazónalas con pimienta y orégano.

Mete las hamburguesas en el horno y hazlas cinco minutos por cada lado. Sácalas del horno y sírvelas con la rodaja de tomate y de cebolla por encima. Ponlas dentro de la lechuga y aderézalas con tus condimentos paleolíticos favoritos (véase capítulo 11).

Paleofajitas de pavo

Las fajitas se están convirtiendo en el plato favorito de muchas familias. Los paleoingredientes perfectos de esta receta te permiten disfrutar de los sabores de México de una forma saludable. **4 RACIONES**

4 cucharadas de aceite de oliva virgen extra

2 dientes de ajo machacados

2 cucharadas de zumo de lima recién exprimida

1 cucharadita de chile en polvo

1 cucharadita de comino en polvo

1,5 kg de pechugas de pavo fileteadas y cortadas a tiras de poco más de 1 cm

1 cebolla pequeña cortada en 8 trozos

1 pimiento morrón rojo cortado a tiras de poco más de 1 cm

1 pimiento morrón amarillo cortado a tiras de poco más de 1 cm

¼ de taza de cilantro troceado

1 manojo pequeño de cebolletas cortadas a rodajas finas

Guacamole sagrado (pág. 240)

Mezcla dos cucharadas de aceite con el ajo, la lima, el chile y el comino en un bol grande. Añade las pechugas de pavo y dale unas vueltas para que se mezcle todo bien. Tápalas y guárdalas en el frigorífico durante al menos dos horas. Sácalas de la nevera treinta minutos antes de hacerlas.

Calienta las dos cucharadas restantes de aceite de oliva en una sartén de hierro a fuego medio. Incorpora la cebolla y los pimientos y rehógalos durante diez minutos removiendo de vez en cuando. Añade el pavo y cocínalo diez minutos, sin dejar de remover.

Aderaza las pechugas con el cilantro y las cebolletas. Sírvelas cubiertas con guacamole.

Pechuga de pavo asado

Intenta preparar este plato favorito en tu próxima comida festiva. La carne magra con los sabores de las especias lo convierte en un plato saludable y delicioso. **4 RACIONES**

4 cucharadas de aceite de oliva de presión en frío
1 cucharada de romero troceado
1 cucharada de salvia troceada
1 diente de ajo machacado
1-1,5 kg de pechuga de pavo con hueso y piel

Precalienta el horno a 160 ºC.

Mezcla el aceite con el romero, la salvia y el ajo. Con ayuda de un pincel, unta el pavo con la mezcla, por encima y por debajo de la piel. Pon la pechuga de pavo en una bandeja de horno y tápala con papel para cocinar. Ásala durante una hora.

Sácala del horno y déjala reposar cinco minutos antes de servirla.

Carne de pavo ennegrecida al estilo cajún

Si te gusta la comida al estilo cajún, este plato será una gran forma de satisfacer tus caprichos y tu necesidad de proteínas. Permítete viajar al sur de Estados Unidos durante unos segundos con esta saludable y sabrosa receta. **4 RACIONES**

> 1 cucharadita de pimentón dulce
> 1 cucharadita de cebolla en polvo
> 1 cucharadita de ajo en polvo
> 1 cucharadita de orégano
> 2 cucharaditas de pimienta de cayena
> 2 cucharaditas de pimienta blanca
> 4 pechugas de pavo fileteadas de unos 170 g, aplanadas con un mazo de carne
> 2 cucharadas de aceite de oliva virgen extra

Mezcla el pimentón, la cebolla en polvo, el ajo en polvo, el orégano y los pimientos. Pon la mezcla en una bolsa de plástico grande y mete el pavo dentro. Cierra la bolsa y agítala bien para que las pechugas de pavo queden impregnadas con la mezcla.

Calienta el aceite en una sartén de hierro a fuego alto y fríe las pechugas cinco minutos por cada lado. Sácalas de la sartén y tápalas con papel de hornear durante cinco minutos.

Pechugas de pato salteadas

El pato salvaje puede ser un poco más difícil de encontrar que el pollo o el pavo, pero merece la pena el intento. Procura encontrar carne sana y natural. Prueba en tu tienda de productos naturales y retira cuidadosamente toda la grasa visible de la carne antes de servirla para garantizar la presentación más magra. **4 RACIONES**

4 pechugas de pato sin piel

2 cucharadas de aceite de oliva virgen extra

1 anís estrellado machacado

1 cucharadita de jengibre fresco rallado

2 dientes de ajo machacado

1 zanahoria cortada en juliana

2 champiñones Portobello troceados

2 ciruelas pequeñas cuarteadas

¼ de taza de cilantro troceado

Corta el pavo a tiras finas y resérvalo.

Calienta el aceite a fuego medio en una sartén de hierro. Echa el anís estrellado, el jengibre y el ajo. Saltéalos durante un minuto antes de añadir la zanahoria y los champiñones. Sigue salteando durante cinco minutos, removiendo de vez en cuando.

Dispón los filetes de pato en la sartén y saltéalos durante diez minutos más. Incorpora las ciruelas y el cilantro y remueve los ingredientes durante un minuto.

Hamburguesas de pato picado con romero

Prueba esta receta en tu próxima reunión como alternativa a la hamburguesa de vacuno tradicional. Tus invitados tendrán una grata sorpresa al saborear los jugosos sabores de este paleomanjar perfecto.   **4 RACIONES**

4 pechugas de pato sin piel
1 huevo
1 cucharada de romero troceado
1 cucharadita de ajo en polvo
Pimienta negra recién molida
1 manojo pequeño de cebolleta
1 tomate de ensalada
1 lechuga francesa pequeña

Precalienta el grill del horno o una parrilla a temperatura media.

Sácales la piel a las pechugas de pato, elimina la grasa visible y córtalas a trocitos. Pica la carne en una picadora y ponla en un bol grande.

Mezcla la carne con el huevo, el romero y el ajo en polvo. Cuando la carne esté bien mezclada, dale la forma de cuatro hamburguesas. Sazónalas con pimienta fresca recién molida al gusto.

Haz las hamburguesas en el horno durante veinte minutos dándoles la vuelta cuando haya transcurrido la mitad del tiempo. Añádeles el tomate y las cebolletas. Sírvelas con un «bollito» de hojas de lechuga aderezadas con tus condimentos favoritos (véase capítulo 11).

Faisán asado con hierbas

Nuestros antepasados solían cenar aves salvajes y es muy probable que les resultara fácil prepararlas, sin tener que guardar las sobras. Tu familia disfrutará con este suculento plato preparado con los ingredientes más frescos. **4 RACIONES**

2 cucharadas de aceite de oliva virgen extra

1 cucharada de romero molido

1 cucharada de tomillo molido

1 cucharada de salvia molida

1 faisán de 1 o 1-1,5 kg

2 zanahorias grandes cortadas a trozos grandes

4 troncos de apio cortados a trozos grandes

1 cebolla pequeña a trozos grandes

Caldo de pollo (pág. 244)

Precalienta el horno a 170 ºC.

Mezcla el aceite con el romero, el tomillo y la salvia y unta toda el ave. Introduce las zanahoria, el apio y la cebolla mezclados dentro del faisán.

Coloca el ave sobre la rejilla en una bandeja de horno. Añade el caldo de pollo en el fondo de la bandeja. Ásala durante unos treinta minutos. Sácala del horno y tápala con papel para cocinar durante diez minutos antes de comerla.

6

Vacuno, cerdo y cordero

Asado de solomillo de vacuno

Estofado de vacuno con verduras

Carne asada

Paleotamales en hojas de platanero

Estofado de buey al vino de Borgoña

Paleofajita al salteado

Escalopines de ternera

Estofado de paletilla de cerdo

Solomillo de cerdo relleno de albaricoques

Paleopozole

Estofado perfecto en olla

La musaka de Ike

Hace muchos años, antes de tener hijos, cuando Lorrie y yo estábamos recién casados e iniciábamos nuestro viaje de por vida por lo que se ha convertido en la dieta paleolítica, fuimos a una fiesta de verano en la que tomamos solomillo a la parrilla, alcachofas al vapor, ensalada de espinacas, un vaso de vino merlot y moras frescas como postre. ¿Qué mejor forma de disfrutar de una velada en el lago Tahoe? En aquellos lejanos tiempos, me sentía un poco culpable por haberme comido un gran tajo de deliciosa y exótica carne de vacuno.

Antes de la dieta paleolítica, mi concepto de una dieta sana era la que no incluía carne roja, principalmente vegetariana, y con muchos cereales, arroz integral, legumbres y productos lácteos bajos en grasa. Llevaba comiendo de ese modo durante casi veinte años, y ahora sé que mi salud y bienestar se resintió por ello. Si hubiera escuchado atentamente a mi cuerpo, me habría dado cuenta de por qué me encontraba tan mal después de tomarme mi bol de arroz integral, leche descremada y rodajas de plátano. A eso de las diez de la mañana estaba nervioso y hambriento, así que solía tomar un tentempié rico en hidratos de carbono para llegar hasta la hora de comer.

En aquellos tiempos no era consciente de que mi denominado saludable desayuno lo único que hacía era disparar mis niveles de azúcar y de insulina, que se desplomaban unas pocas horas después. Cuando las carnes magras, los huevos y el pescado pasaron a formar parte de mi desayuno, sin olvidar la fruta fresca, mi nivel de energía se estabilizó a lo largo de toda la mañana, y estaba despierto y en forma. Cuando adopté esta manera de comer para el resto de mi vida, desapareció mi dolor lumbar crónico, así como mis constantes problemas respiratorios de las vías altas. Mi estado de salud general mejoró, como mejorará el tuyo cuando adoptes esta dieta. Puedes estar seguro de que no tienes por qué sentirte culpable por comerte una buena ración de carne roja magra.

En este capítulo te animamos a que comas carne magra de vacuno, cordero y cerdo si es que no lo estabas haciendo ya. La carne es la fuente principal de hierro y zinc y uno de los principales aportes de ácidos grasos omega-3, especialmente si procede de animales alimentados con hierba. La carne es una de las principales fuentes de vitamina B_{12} y de la vitamina B_6 de fácil absorción.

Lo creas o no, las carnes magras como el lomo de vacuno, el lomo de cerdo y el bistec de falda bajarán tu nivel de colesterol total y triglicéridos en la sangre, a la vez que incrementarán tu HDL (colesterol bueno), especialmente cuando formen parte de tu dieta de baja carga glucémica. Y son precisamente estos alimentos los que comerás en todas estas deliciosas recetas.

Asado de solomillo de vacuno

¿A quién no le gusta tomarse un delicioso solomillo de vacuno en una cena familiar o con los amigos? Prueba un asado atado, siguiendo los sencillos consejos que damos a continuación para conseguir que quede bien. El hecho de que los animales hayan sido alimentados con hierba hace que este plato sea puramente paleolítico. **4 RACIONES**

1 solomillo de vacuno (filet mignon) de aproximadamente 1 kg atado

2 cucharadas de aceite de oliva virgen extra

1 taza de champiñones salvajes troceados

1 diente de ajo

1 cebolla chalota pequeña

¼ de taza de perejil fresco

4 cucharadas de aceite de semillas de lino de presión en frío

3 o 4 hojas grandes de col rizada

Saca la carne de la nevera treinta minutos antes de cocinarla. Precalienta el horno a 160 ºC.

Calienta el aceite de oliva en una sartén de hierro a fuego medio. Añade los champiñones y saltéalos hasta que se ablanden, de cinco a siete minutos. Sácalos de la sartén y resérvalos.

Vuelve a poner la sartén a fuego alto y marca el solomillo durante unos tres minutos por cada lado, hasta que se haya dorado por un igual. Colócalo en una bandeja de horno e introdúcelo dentro del mismo. Mientras se va haciendo, controla la temperatura interna del solomillo con un termómetro especial para carne: 49 ºC si se quiere poco hecho, 54 ºC si se prefiere hecho, 60 ºC si se quiere medio hecho y 71 ºC si se desea bien hecho. Sácalo del horno y tápalo con papel para cocinar.

Bate el ajo, la chalota, el perejil y el aceite de semillas de lino en una batidora pequeña hasta que esté todo bien triturado. Quítale el cordel al asado. Córtalo a rodajas y rocía la salsa por encima. Sírvelo con las hojas de col.

Estofado de vacuno con verduras

El dulce aroma de la carne estofada con ingredientes frescos dejará tu paladar con ganas de más. Adelante, ¡come lo que quieras! Esta receta es perfecta para los fríos días de invierno. **4 RACIONES**

4 cucharadas de aceite de oliva virgen extra

1 kg aproximadamente de filete de aguja cortado a dados

1 cebolla mediana troceada

2 dientes de ajo machacados

4 zanahorias grandes peladas y cortadas a trocitos de unos 2 cm

4 troncos de apio cortados a trozos de poco más de 2 cm

1 calabaza de invierno pequeña pelada, sin semillas y cortada a dados de poco más de 2 cm

2 tazas de Caldo de pollo (pág. 244)

1 hoja de laurel

1 ramita de romero fresco

1 cucharadita de orégano seco

Pimienta negra recién molida al gusto

Calienta dos cucharadas de aceite en una sartén de hierro a fuego medio. Pon la carne en la sartén y dórala uniformemente por todos los lados, durante unos doce minutos. Sácala de la sartén.

Echa las dos cucharadas de aceite restantes, la cebolla y el ajo a la sartén. Saltéalos durante cinco minutos. Añade las zanahorias, el apio y la calabaza y saltéalos durante cinco minutos más.

Vuelve a poner la carne en la sartén. Incorpora el caldo, llévalo al punto de ebullición, tapa la sartén y baja el fuego al mínimo. Añade la hoja de laurel, el romero y el orégano. Mantén la sartén tapada y cuece la carne a fuego lento durante treinta minutos. Sazónala con pimienta fresca recién molida.

Carne asada

Haz que hoy sea un día de fiesta y celebra la tradición de cocinar con especias al estilo mexicano. Este plato te transportará a las playas de ensueño de Cancún. **4 RACIONES**

1 pimiento jalapeño
1 cucharadita de comino en polvo
2 cucharadas de cilantro fresco troceado
1 cucharada de zumo de lima recién exprimida
2 cucharadas de aceite de oliva virgen extra
1 kg aproximadamente de bistec de falda (vacío), aplanado con un mazo de carne

Mezcla la pimienta, el comino, el cilantro, el zumo de lima y el aceite en un recipiente pequeño. Pon el bistec en una bandeja grande y vierte la mezcla por encima. Déjalo marinar en la nevera como mínimo dos horas.

Precalienta el grill del horno o enciende una parrilla. Gratínalo o hazlo a la parrilla durante diez minutos, dándole la vuelta a media cocción. Retíralo del fuego y tápalo con papel para hornear cinco minutos.

Paleotamales en hojas de platanero

Son muchos los países que han aprendido a amar los sabores picantes de México. Esta sabrosa receta utiliza ingredientes paleolíticos sin perder sus raíces tradicionales. **4 RACIONES**

1 cucharada de aceite de oliva virgen extra

1 cebolla pequeña cortada a dados

1 taza de champiñones a dados

1 taza de calabaza chayote cortada a dados (si no puedes conseguirla, utiliza calabacines o calabacín amarillo)

½ kg de carne de vacuno magra picada

1 cucharada de semillas de lino recién molidas

1 cucharadita de chile en polvo

2 cebolletas troceadas

½ cucharadita de pimienta negra recién molida

8 hojas de platanero frescas remojadas durante una hora

Corta cada hoja de platanero en piezas de 20 × 25 centímetros y una tira de 30 centímetros.

Calienta el aceite en una sartén de hierro a fuego medio. Echa la cebolla y saltéala durante cinco minutos. Añade las setas y la calabaza. Sigue salteando durante cinco minutos más. Agrega la carne y remuévela durante cinco minutos o hasta que esté bien dorada. Retírala del fuego.

Incorpora las semillas de lino, el chile en polvo y las cebolletas. Divide la mezcla en raciones iguales para colocarlas en el centro de las hojas de platanero. Dobla las hojas formando rectángulos. Átalos con las tiras de 30 centímetros.

Pon unos dos dedos de agua en una olla de 1 litro. Coloca la cesta para cocer al vapor y llévala al punto de ebullición. Dispón los tamales en la cesta y tapa la olla. Baja el fuego y cuécelos a fuego lento durante una hora.

Estofado de buey al vino de Borgoña

Esta popular receta francesa está cargada de sabrosos ingredientes que harán las delicias de tu paladar. Acompaña tu *bœuf bourguignon* con una ensalada y fruta fresca para que sea una comida paleolítica completa.

4 RACIONES

2 cucharadas de aceite de oliva virgen extra

1 kg aproximadamente de filetes de aguja cortados a dados

225 g de cebollitas blancas

2 dientes de ajo machacados

2 zanahorias grandes cortadas a trozos de poco más de 2 cm

2 troncos de apio grandes cortados a trozos de poco más de 2 cm

1 taza de setas chantarela (rebozuelo)

2 tomates ciruela grandes sin semillas y troceados

2 tazas de vino tinto seco

2 tazas de Caldo de pollo (pág. 244)

1 hoja de laurel

1 ramita de romero

1 ramita de tomillo

Calienta una cucharada de aceite de oliva en una olla grande a fuego medio. Añade el buey en una sola capa (ve haciéndolo por etapas si es necesario) y fríelo dos minutos por cada lado. Retíralo de la sartén.

Echa el resto del aceite de oliva y las cebollitas blancas. Saltéalas durante cinco minutos. Agrega el ajo, las zanahorias, el apio y las setas. Sofríelo todo durante cinco minutos, removiendo de vez en cuando. Incorpora los tomates y sofríelos dos minutos más. Añade el vino y el caldo. Ponlo a hervir.

Haz un ramillete con la hoja de laurel, el romero y el tomillo. Echa la carne y el ramillete en la olla donde se están haciendo las verduras, baja el fuego y tapa. Cuécelo todo a fuego lento durante dos horas y media o tres. Pasado ese tiempo ya puedes sacar el ramillete.

Paleofajita al salteado

Este plato es una curiosa adaptación de las fajitas mexicanas. Las especias tradicionales latinas combinadas con el toque opcional de ron negro jamaicano logran una interesante fusión de sabores.   **4 RACIONES**

- 1 kg aproximadamente de bistec de falda delantera, aplanado con mazo de carne y cortado a tiras de 2,5 cm
- 4 cucharadas de aceite de oliva virgen extra
- 2 dientes de ajo machacados
- 2 cucharadas de zumo de lima recién exprimida
- 1 cucharadita de chile en polvo
- 1 cucharadita de comino en polvo
- 1 cebolla pequeña cortada en trozos finos
- 1 pimiento morrón rojo cortado a tiras finas
- 1 pimiento morrón amarillo cortado a tiras finas
- 1 tomate ciruela mediano a dados
- 2 cucharadas de ron negro (opcional)
- ¼ de taza de cilantro fresco troceado

Coloca la carne en el fondo de una bandeja de cristal. Mezcla dos cucharadas de aceite con el ajo, el zumo de lima, el chile en polvo y el comino en un frasco, tápalo y agítalo bien. Viértelo sobre la carne y déjala marinar durante al menos dos horas en la nevera.

Calienta las dos cucharadas de aceite restantes en una sartén de hierro a fuego medio. Incorpora las tiras de carne en una capa y márcalas sin removerlas durante un minuto. Dale la vuelta a la carne y márcala por el otro lado durante otro minuto. Añade la cebolla y los pimientos y sigue cocinándolo todo durante cuatro minutos, removiendo de vez en cuando.

Mezcla el tomate con el ron en un bol pequeño. Remuévelo con un tenedor y échalo a la sartén. Cuécelo durante un minuto. Reparte el cilantro por encima. Retíralo del fuego y déjalo enfriar durante tres minutos.

Escalopines de ternera

Esta receta rápida y fácil de preparar es perfecta para un paleodietista ocupado. **4 RACIONES**

2 cucharadas de aceite de oliva virgen extra

4 filetes de carne magra de ternera sin hueso, de 115-170 g cada uno, aplanados con un mazo de carne

1 taza de champiñones salvajes

1 cebolla chalota de tamaño mediano cortada a rodajitas

1 taza de Caldo de pollo (pág. 244)

¼ de taza de perejil fresco troceado

Calienta una cucharada de aceite de oliva en una sartén de hierro a fuego medio. Incorpora los filetes de ternera y fríelos cuatro minutos, dándoles la vuelta a los dos minutos. Retíralos de la sartén y ponlos sobre papel de cocina para que suelten el aceite sobrante.

Echa las setas y la chalota a la sartén con el resto del aceite de oliva y saltéalas cinco minutos. Vierte el caldo. Rasca las partes quemadas del fondo de la sartén. Llévalo al punto de ebullición y remuévelo un minuto.

Pon la sartén a fuego medio y añade la ternera. Cocínala durante un minuto, el tiempo suficiente para que se caliente. Por último, esparce el perejil.

Estofado de paletilla de cerdo

Sirve esta comida a tu familia y amigos y les habrás ofrecido el regalo de una deliciosa y nutritiva cena. ¿Qué mejor forma de demostrar tu amor?

4 RACIONES

1 cucharada de aceite de oliva virgen extra

1 paletilla de cerdo para asar de aproximadamente 1 kg

1 cebolla grande troceada

2 cebollas chalotas de tamaño mediano a rodajitas

2 troncos de apio cortados por la mitad a lo largo y luego a trozos de 5 cm

1 puerro grande, sin las hebras de la raíz y sin las hojas verdes, cortado a rodajas de 2,5 cm

½ taza de Caldo de pollo (pág. 244)

½ taza de vino blanco

Pimienta blanca recién molida

Calienta el aceite en una olla grande a fuego medio. Echa la paletilla de cerdo y dórala durante ocho minutos de manera uniforme. Sácala del fuego y déjala reposar.

Añade la cebolla a la olla y sofríela durante cinco minutos. Agrega las chalotas y sofríelas un minuto más. Echa el apio y el puerro a la olla y cuécelos durante cuatro minutos, dándoles la vuelta a medio hacer. Incorpora el caldo y el vino y vuelve a poner la paletilla de cerdo en la olla. Cuécela durante dos horas y media, rociándola con su jugo cada media hora. Sazónala con pimienta al gusto.

Solomillo de cerdo relleno de albaricoques

La combinación exclusiva de frutas y especias de este plato de carne despertará tus sentidos y satisfará tus necesidades de proteínas para todo el día. **4 RACIONES**

700 g a 1 kg de solomillo de cerdo cortado por la mitad a lo largo
2 cucharadas de aceite de oliva virgen extra
½ taza de champiñones blancos troceados
1 cebolla chalota mediana cortada a dados
2 dientes de ajo machacados
½ taza de albaricoques secos no sulfurados, troceados y
    previamente puestos en remojo durante treinta minutos
¼ de taza de vino blanco
Pimienta blanca recién molida al gusto

Saca el solomillo de cerdo de la nevera treinta minutos antes de hacerlo.

Precalienta el horno a 170 ºC.

Calienta una cucharada de aceite de oliva en una sartén de hierro a fuego medio. Saltea las setas en ese aceite durante cinco minutos. Añade la chalota y el ajo y sigue salteando durante dos minutos. Agrega los albaricoques y el vino. Rasca las partes quemadas del fondo de la sartén y remueve. Llévalo al punto de ebullición y baja enseguida el fuego. Mantén la cocción a fuego lento durante cinco minutos o hasta que se haya evaporado el líquido. Retira la sartén del fuego.

Deja enfriar la mezcla durante cinco minutos, luego ponla en una batidora y bátela hasta que adquiera la consistencia de un puré. Unta una de las mitades del solomillo con esta salsa. Ciérralo colocando encima la otra mitad y átalo con cordel de cocina cada 2,5 centímetros.

Añade el resto del aceite de oliva en una bandeja de horno. Coloca el solomillo atado en la bandeja y hornéalo durante quince minutos. Dale la vuelta y hornéalo otros quince minutos. Sácalo del horno y tápalo con papel para cocinar. Déjalo reposar diez minutos.

Paleopozole

En México, un pozole es una sopa espesa hecha a base de granos de maíz, pero esta paleorreceta utiliza la calabaza. Este plato te parecerá delicioso, ligero y saludable. **4 RACIONES**

700 g de paletilla de cerdo
1 cebolla pequeña troceada
4 dientes de ajo picados
1 cucharadita de comino en polvo
1 cucharadita de orégano
1 cucharadita de chile molido
2 cucharadas de aceite de oliva virgen extra
2 tazas de calabaza bellota cortada a dados de 2,5 cm
1 pimiento jalapeño pequeño picado
2 cucharadas de cilantro fresco troceado

Coloca la paletilla de cerdo en una olla grande. Echa tres tazas de agua, la cebolla, el ajo, el comino, el orégano y el pimiento rojo. Llévalo al punto de ebullición y tapa la olla. Baja el fuego y déjalo cocer durante una hora. Retira del fuego.

Saca la paletilla de la olla y resérvala. Dispón el caldo y las cebollas en un bol grande. Calienta el aceite de oliva en una olla grande a fuego medio. Echa la calabaza y cuécela durante cinco minutos, remuévela de vez en cuando para que se haga por todas partes.

Vuelve a poner la paletilla y el caldo en la olla y sazónalo todo con las especias. Echa el jalapeño, llévalo al punto de ebullición y tápalo. Cuécelo durante noventa minutos a fuego lento. Agrega el cilantro fresco. El plato está listo cuando la carne se desprende del hueso fácilmente.

Estofado perfecto en olla

Cocinar a fuego lento es el secreto para que la carne de esta receta quede tierna. El resultado es una carne sabrosa que sin duda valdrá la pena el tiempo empleado. **4 RACIONES**

1 cucharadita de comino en polvo

1 cucharadita de chile en polvo

1 cucharadita de orégano

1 cucharadita de cayena

1 cucharadita de pimentón dulce

1 pieza de aguja de aproximadamente 1 kg

2 cucharadas de aceite de oliva virgen extra

4 troncos de apio grandes cortados a trozos de 5 cm

4 zanahorias grandes cortadas a trozos de 5 cm

1 cebolla blanca grande cortada en 8 trozos

1 taza de Caldo de pollo (pág. 244)

1 taza de vino de Marsala

Mezcla el comino, el chile en polvo, el orégano, la cayena y el pimentón dulce en un bol pequeño. Recubre uniformemente la pieza de carne con la mezcla de especias.

En una olla grande calienta el aceite a fuego medio. Sofríe la carne durante ocho minutos, dándole la vuelta de vez en cuando para asegurarte de que se dora por todas partes. Añade el apio, las zanahorias y las cebollas. Saltéalo todo durante cinco minutos. Agrega el caldo y el vino. Ponlo a hervir.

Tápalo y deja que se vaya haciendo a fuego lento durante dos horas o dos horas y media, removiendo de vez en cuando.

La musaka de Ike

¿Quién necesita bechamel? Este plato con su mezcla de berenjena, tomate, cordero y especias tiene mucho sabor y es apetecible por derecho propio. **4 RACIONES**

2 berenjenas grandes

1 cucharada de aceite de oliva virgen extra

1 cebolla pequeña a dados

2 tomates ciruela grandes sin semillas y troceados

2 dientes de ajo machacados

1 kg aproximadamente de cordero picado

1 cucharadita de canela

1 cucharadita de nuez moscada

Pimienta negra recién molida al gusto

2 cucharadas de perejil troceado

Precalienta el grill del horno. Corta las berenjenas por la mitad y colócalas boca abajo en la bandeja de horno con un poco de agua. Gratínalas treinta minutos, dándoles la vuelta a media cocción. La berenjena está hecha cuando la piel se perfora fácilmente con un tenedor.

Saca las berenjenas del horno y déjalas enfriar durante diez minutos; después corta los bordes. Saca la pulpa de la berenjena con cuidado de no romper la piel. Coloca la pulpa en un bol y aplástala con el tenedor. Déjala reposar.

Precalienta el horno a 175 ºC. Calienta el aceite en una sartén de hierro a fuego medio. Echa la cebolla y saltéala durante cinco minutos. Añade los tomates y sigue cociéndolos durante dos minutos. Agrega el ajo y sofríelo un minuto más. Añade la carne de cordero picada a la sartén y saltéala cinco minutos o hasta que esté dorada por todas partes. Sazónala con canela, nuez moscada y pimienta al gusto. Añade el puré de berenjena. Retira del fuego y añade el perejil. Pon las pieles de berenjena frías en un molde con agujero en el medio de forma que los bordes cuelguen por la parte superior. Rellénalas con la mezcla de cordero y dobla la piel de la berenjena por encima del borde del molde. Hornéalas durante una hora. Sácalas del horno y déjalas enfriar durante diez minutos.

7

Carne de bisonte, caza y cecina

Pimientos morrones rellenos de carne de bisonte

Hamburguesas de bisonte salvaje

Bistec de bisonte con cebolla caramelizada

Pastel de carne y shiitake

Costillas de bisonte a la barbacoa al estilo de William Cody

Solomillo de alce con salsa de cerezas

Almendrado de avestruz

Cecina del guerrero paleolítico

Salvo por la carne de caza, la carne de animales que han pastado o han sido alimentados con hierba es uno de los alimentos más saludables que puedes comer. Tanto la carne como los huevos de las aves que están en libertad y se alimentan de hierba son superiores en comparación con las criadas en granjas industriales o alimentadas con grano. El ganado que puede estar en su hábitat natural y pastar produce carne más magra, con más ácidos grasos saludables omega-3, menos ácidos grasos omega-6 y menos grasa saturada que sus homólogos alimentados con grano o pienso de las granjas industriales. Lorrie y yo compramos mitades de buey y bisonte alimentado con hierba a los ganaderos de nuestra zona en Colorado. Nos encanta, sabe mejor que la carne de ganadería industrial y somos conscientes de que es mucho más saludable para nosotros y para nuestros hijos. Por otra parte, al no haber intermediarios y comprar directamente al productor, conseguimos nuestra carne a mejor precio.

Si no puedes permitirte el lujo de comprar directamente a un ganadero local, ¿cómo saber que estás invirtiendo tu dinero en carne realmente ecológica? Lo puedes saber por el color de la grasa. Los animales que han pastado o han comido hierba tienen una grasa un poco anaranjada, mientras que la carne de ganadería industrial es totalmente blanca. ¿A qué se debe esto? La hierba contiene un nutriente denominado betacaroteno, que también se encuentra en las zanahoria, y el melón cantalupo y les da su característico color anaranjado. Cuando los animales comen hierba, su grasa se vuelve ligeramente anaranjada por efecto del betacaroteno.

Como ya he dicho antes, hay que indagar un poco para encontrar carne ecológica de confianza, por la sencilla razón de que, en comparación con el negocio masivo de la ganadería industrial, las granjas y ranchos que crían animales que pasten siguen siendo una industria muy reducida. En muchos de los supermercados o tiendas de productos naturales venden carne ecológica. Gran parte de la carne producida en países como Australia, Nueva Zelanda y Argentina procede de animales alimentados con hierba.

Si has dejado de comer costillas de cordero porque te parecían demasiado grasas, prueba las de los corderos australianos o neozelandeses que se han alimentado con hierba. Son mucho menos grasas y una excelente fuente de ácidos grasos omega-3.

La carne ecológica sorprenderá a tu paladar con su sabor exquisito, que no se encuentra en la carne de ganadería industrial. Ahora que me he permitido el lujo de comer carne ecológica, cuando como carne industrial me parece sosa y mediocre. No es necesario elaborar salsas, echar sal o sobrecargar de especias cuando comes carne ecológica, su sabor te cautivará.

Si nunca has probado la carne de caza procura que tu primera experiencia proceda de una buena fuente. Cuando se ha cazado, limpiado y cocinado adecuadamente, la caza posee una rica gama de sabores con matices de hierbas y bayas silvestres que sencillamente es imposible reproducir en las carnes comerciales. Algunas personas no quieren comer carne de caza porque dicen que tiene un sabor demasiado fuerte. Esto normalmente se debe a que la carne procede de animales que no han sido preparados y cocinados adecuadamente. Si vas a probar la carne de caza por primera vez, te recomiendo que dejes el bisonte o el alce medio hecho, para que no quede demasiado seco. Ambos tienen un sabor que se parece al buey, pero es más gustoso.

Uno de mis manjares favoritos es la cecina, pero no la cecina normal que encuentras en las tiendas o supermercados. Como la comercial está cargada de sal, azúcar, nitritos y otros aditivos antipaleolíticos, tendrás que hacer tu propia cecina. No es una tarea imposible; mi hijo de doce años lo hace habitualmente. Lo único que necesitas es un pequeño deshidratador de comida, que en Estados Unidos puedes comprar por cuarenta o sesenta dólares en prácticamente cualquier tienda de pequeños electrodomésticos. Puedes probar tu receta favorita de cecina en este capítulo o experimentar con tus propias combinaciones de hierbas y especias. La cecina tiene muchas proteínas y poca grasa y es muy práctica para comer algún tentempié durante el día.

Pimientos morrones rellenos de carne de bisonte

Éstos no son los pimientos rellenos de mamá. Atrás quedaron el pan rallado, el kétchup, la sal y el queso. Esta receta es una versión moderna y magra que estamos seguros de que satisfará tu paladar paleolítico.

4 RACIONES

> 4 pimientos morrones de varios colores
> 1 cucharada de aceite de oliva virgen extra
> ½ kg de bisonte picado
> 1 huevo enriquecido con omega-3
> 1 cebolleta a rodajas finitas
> Ajo en polvo al gusto
> Pimienta de cayena al gusto

Precalienta el horno a 175 ºC. Corta las cabezas de los pimientos y sácales las semillas. Frota los pimientos por fuera con aceite. Coloca los pimientos cortados boca abajo en una bandeja de horno con aceite.

Mezcla el bisonte picado con el huevo en un bol mediano. Utiliza las manos para mezclarlo bien. Echa la cebolleta y vuelve a mezclar. Adereza la mezcla con el ajo en polvo y la cayena.

Rellena los pimientos con raciones iguales de la mezcla de carne. Tápalos y hornéalos durante una hora. Sácalos del horno y déjalos enfriar cinco minutos.

Hamburguesas de bisonte salvaje

¿Quién necesita la comida rápida pudiendo preparar estas deliciosas hamburguesas? Aderézalas con condimentos paleolíticos (véase capítulo 11) y envuélvelas en hojas de lechuga; te parecerá que estás en el paraí-. so de las hamburguesas. **4 RACIONES**

2 cucharadas de aceite de oliva virgen extra

1 cebolla mediana cortada a dados

1 bulbo de hinojo, sin las hojas y sin el corazón, cortado a dados

1 tomate mediano sin semillas y a dados

500-700 g de carne picada de bisonte

1 huevo enriquecido con omega-3

4 hojas de lechuga francesa o Boston grandes

1 tomate de ensalada cortado a rodajas gruesas

Precalienta el grill del horno.

Calienta el aceite en una sartén de hierro a fuego medio. Echa la cebolla y el hinojo y saltéalos cinco minutos. Añade el tomate y sigue salteando durante tres minutos más. Retira la sartén del fuego y deja enfriar aparte durante diez minutos.

Pon la mezcla en un robot de cocina y bátela un poco de manera que los ingredientes no queden muy deshechos. Mezcla bien la carne de bisonte con el huevo. Añade la mezcla de cebolla a la carne y dale la forma de cuatro hamburguesas.

Pon las hamburguesas en la rejilla del horno y hornéalas durante veinte minutos, dándoles la vuelta a mitad de cocción. Dispón las hamburguesas sobre las hojas de lechuga y cúbrelas con las rodajas de tomate y el resto de los condimentos que hayas elegido (véase capítulo 11 para recetas).

Bistec de bisonte con cebolla caramelizada

Los beneficios demostrados de la ingesta de bisonte ecológico nos han convencido de que este plato de carne debería formar parte habitualmente de tus paleocomidas. Tanto si lo tomas para desayunar, como si forma parte de tu almuerzo o de tu cena, tu cuerpo te agradecerá esta generosa dosis de proteínas. **4 RACIONES**

- 2 cucharadas de aceite de oliva virgen extra
- 1 cebolla grande de una variedad de sabor suave cortada a rodajas gruesas
- 1 cucharada de zumo de naranja recién exprimida
- 4 solomillos de bisonte de 115-170 g cada uno
- 2 cucharadas de perejil fresco troceado

Calienta una cucharada de aceite en una sartén de hierro a fuego medio. Añade las rodajas de cebolla y sofríelas durante cinco minutos, dándoles la vuelta a media cocción para que se doren por todas partes por igual. Vierte el zumo de naranja y continúa la cocción un minuto más. Saca la cebolla de la sartén, colócala en un bol y tápala con papel de hornear para mantener el calor.

Echa el resto de aceite en la sartén y añade los solomillos, fríelos cinco minutos por cada lado. Retíralos de la sartén y tápalos con papel de hornear durante cinco minutos. Adorna la carne con la cebolla y el perejil por encima.

Pastel de carne y shiitake

Este pastel de carne sin duda gustará a todos tus comensales. Te encantará el sabor de este plato hecho sólo con ingredientes saludables.

4 RACIONES

1 cucharada de aceite de oliva virgen extra

¼ de taza de setas shiitake cortadas a rodajas

2 tomates ciruela troceados

500-700 g de carne de buey o de bisonte ecológica

1 huevo enriquecido con omega-3

1 cucharada de semillas de lino recién molidas

½ cucharadita de cebolla en polvo

½ cucharadita de ajo en polvo

¼ de taza de vino tinto

Precalienta el horno a 175 ºC.

Calienta el aceite en una sartén de hierro a fuego medio. Rehoga las setas en la sartén durante cinco minutos. Agrega los tomates y cuécelos cinco minutos más. Sácalos del fuego y déjalos enfriar cinco minutos. Tritúralos en el robot de cocina.

Mezcla bien la carne, el huevo, las semillas de lino, la cebolla en polvo, el ajo en polvo y la mezcla de tomate en un bol de tamaño mediano. Pon la mezcla en un molde para pastel de carne. Échale un poco de vino.

Hornea el pastel de carne durante una hora y quince minutos. Sácalo del horno y déjalo enfriar cinco minutos.

Costillas de bisonte a la barbacoa
al estilo de William Cody

Te recomendamos que evites las costillas de vacuno grasientas del ganado industrial alimentado con maíz. Ésta es una agradable alternativa. Como las costillas de corderos que han pastado, estos deliciosos manjares son alimentos ricos en proteínas con grasas saludables, incluidas el DHA, el EPA, las grasas monoinsaturadas y el ácido esteárico. ¡Permítetelo y disfruta! **4 RACIONES**

12 costillas de bisonte ecológico
1 cucharadita de romero seco
1 cucharadita de tomillo seco
1 cucharadita de albahaca seca
2 hojas de laurel secas
2 dientes de ajo picados
1 taza de Salsa de frambuesas para barbacoas (pág. 255)

Separa las costillas con un cuchillo afilado.

En una olla grande hierve 4 litros de agua a fuego alto. Mezcla el romero, el tomillo, la albahaca y el ajo en un bol pequeño y échalo en el agua. Pon las costillas en la olla hasta que hiervan. Baja el fuego y cuécelas a fuego lento durante diez minutos.

Saca las costillas del caldo y colócalas en un bol grande. Pon la parrilla a temperatura media. Con ayuda de un pincel, unta las costillas con la salsa barbacoa y colócalas en la parrilla. Ásalas durante quince minutos, dándoles la vuelta y rociándolas con el caldo de la cocción durante todo el proceso de cocinado para evitar que se quemen.

Solomillo de alce con salsa de cerezas

Como bien saben los ávidos cazadores, el alce es una de las carnes de caza más dulces. Para los que cazamos en los pasillos de nuestro supermercado, la carne de alce empieza a estar a la venta. Pruébala. Estamos seguros de que pronto se convertirá en un alimento habitual en tu mesa.

4 RACIONES

- 2 cucharadas de aceite de oliva virgen extra
- 4 medallones de solomillo de alce de 115-170 g cada uno
- 1 cebolla pequeña troceada
- 1 taza de champiñones salvajes troceados
- 1 cebolla chalota a rodajas finas
- 1 taza de cerezas troceadas Reinier o silvestres
- ½ taza de vino tinto

En una sartén de hierro calienta una cucharada de aceite de oliva a fuego medio. Echa los medallones y fríelos tres minutos por cada lado. Sácalos de la sartén y cúbrelos con papel de hornear.

Añade el resto del aceite en la sartén. Pon la cebolla, los champiñones y la chalota y saltéalo todo cinco minutos. Incorpora las cerezas y sigue cocinándolas durante cinco minutos.

Sube el fuego y añade el vino. Rasca las partes quemadas del fondo de la sartén y déjalo cocer dos minutos más para que se evapore el líquido. Cubre los bistecs con la salsa de cerezas.

Almendrado de avestruz

Enseguida te fascinará esta inusual fuente de proteínas. Muchas tiendas de productos naturales están empezando a vender esta exquisitez. Los entusiastas de la dieta paleolítica sirven este plato en ocasiones especiales. **4 RACIONES**

2 cucharadas de aceite de oliva virgen extra

2 cebollas chalotas de tamaño mediano

4 dientes de ajo grandes picados

4 medallones de avestruz de 115-170 g cada uno

2 cucharadas de brandy (opcional)

2 cucharadas de almendras laminadas tostadas

Calienta el aceite en una sartén de hierro a fuego medio. Añade las chalotas y el ajo y saltéalas durante tres minutos.

Coloca los medallones de avestruz en la sartén y fríelos cuatro minutos por cada lado. Sube el fuego y, si quieres, añádeles el brandy. Saltéalos durante un minuto. Retíralos del fuego y reparte las almendras por encima.

Cecina del guerrero paleolítico

Para hacer cecina se precisa un deshidratador de cocina y una pistola de cocina para carne picada que se pueden encontrar en una tienda de menaje de cocina. Nuestros hijos adolescentes hacen regularmente este tentempié paleolítico y lo prefieren a la versión salada que se compra en las tiendas. **MEDIO KILO**

500 g de vacuno o bisonte ecológicos*
1 cucharada de pimienta negra recién molida
2 cucharaditas de pimienta de cayena
1 cucharada de comino en polvo
1 cucharada de ajo en polvo
1 cucharada de cebolla en polvo
1 cucharada de pimentón

Mezcla bien todos los ingredientes en un bol grande. Tápalos y guárdalos en la nevera durante uno o dos días.

Rellena la pistola de cocina con la mezcla y coloca las tiras sobre las bandejas del deshidratador. Las tiras deberían ser de unos 5 o 7 centímetros de largo.

Pon en marcha el deshidratador en el programa para carne y déjalo ocho o diez horas. Revisa la cecina durante el proceso para asegurarte de que está a tu gusto de secado.

---

*NOTA: algunas personas prefieren sustituirlo por el vacuno o bisonte asado. Córtalo a tiras finas, mézclalo bien con las especias y sécalo en el deshidratador.

8

Pescado y marisco

Salmón a la tabla de cedro

Lubina a la papillote

Sopa de verduras con lubina

Vieiras con melocotón y jengibre

Pargo a la parrilla

El estofado de trucha de río de Richard

Lubina a la sartén

Lenguado con *soul*

Fletán escalfado

Pastelitos de cangrejo

Cola de langosta al horno

Pez espada asado con mezcla de setas

Hamburguesas de salmón salvaje y albahaca

Delicia de paleolangostinos

Patas de cangrejo endiablado

Rollitos de atún con especias

Filete de salmón con nectarina

Pinchos de langostinos y piña

Pez espada dulce y sabroso

Tacos de tilapia

no de los principios esenciales de la dieta paleolítica es aumentar el consumo de alimentos que contengan los conocidos ácidos grasos omega-3 EPA y DHA. Las mejores fuentes de estos nutrientes vitales son el pescado graso como el salmón, la caballa, las sardinas y los arenques. Una ración de 100 gramos de salmón contiene unos 1.200 miligramos de EPA y DHA. Si eres como la mayoría de los estadounidenses, tu dieta diaria normal sólo te aporta 100-200 miligramos de estos saludables ácidos grasos.

Intenta consumir al menos 500-1.800 miligramos de EPA + DHA al día, ya sea comiendo pescado o tomando suplementos de aceite de pescado. Si padeces alguna enfermedad cardiovascular, deberías tomar al menos 1 gramo diario de EPA + DHA. Los pacientes con un nivel de triglicéridos alto pueden bajarlo hasta en un 40 por ciento tomando 2-4 gramos de EPA + DHA al día. La siguiente tabla muestra los niveles de ácidos grasos omega-3 en los tipos de pescado y marisco más comunes.

CONTENIDO DE OMEGA-3 POR RACIONES DE 100 GRAMOS

ALA = ácido alfalinolénico (18:3n3)
EPA = ácido eicosapentaenoico (20:5n3)
DHA = ácido docosahexaenoico (22:6n3)
Tr = trazas

	ALA (gramos)	EPA (gramos)	DHA (gramos)	Total
Pescado				
Anchoa europea	0,5	0,9	1,4	2,8
Lubina negra	Tr	0,1	0,2	0,3
Lubina rayada	Tr	0,2	0,6	0,8
Anjova	0,4	0,8	1,2	2,4

Carpa	0,3	0,2	0,1	0,6
Pez gato de cabeza marrón	0,1	0,2	0,2	0,5
Pez gato americano	Tr	0,1	0,2	0,3
Bacalao del Atlántico	Tr	0,1	0,2	0,3
Bacalao del Pacífico	Tr	0,1	0,1	0,2
Corvina del Atlántico	Tr	0,1	0,1	0,2
Anguila europea	0,7	0,1	0,1	0,9
Platija (lenguado de Moisés)	Tr	0,1	0,1	0,2
Mero	Tr	Tr	0,3	0,3
Eglefino	Tr	0,1	0,1	0,2
Fletán de Groenlandia	Tr	0,5	0,4	0,9
Fletán del Pacífico	0,1	0,1	0,3	0,5
Arenque del Atlántico	0,1	0,7	0,9	1,7
Arenque del Pacífico	0,1	1,0	0,7	1,8
Caballa del Atlántico	0,1	0,9	1,6	2,6
Caballa real	—	1,0	1,2	2,2
Mújol, variedad no especificada	Tr	0,5	0,6	1,1
Perca marina	Tr	0,1	0,1	0,2
Perca blanca	0,1	0,2	0,1	0,4
Perca amarilla	Tr	0,1	0,2	0,3
Lucio del norte	Tr	Tr	0,1	0,1
Abadejo	—	0,1	0,4	0,5
Palometa (pámpano)	—	0,2	0,4	0,6
Pez de roca	Tr	0,2	0,3	0,5
Salmón del Atlántico	0,2	0,3	0,9	1,4
Salmón real	0,1	0,8	0,6	1,5
Salmón chum (keta)	0,1	0,4	0,6	1,1
Salmón del Pacífico (plateado)	0,2	0,3	0,5	1,0

Salmón rosa	Tr	0,4	0,6	1,0
Salmón sockeye	0,1	0,5	0,7	1,3
Trucha de mar blanca	Tr	0,1	0,2	0,3
Tiburón (cualquier especie)	—	Tr	0,5	0,5
Eperlano arco iris	0,1	0,3	0,4	0,8
Pargo rojo	Tr	Tr	0,2	0,2
Lenguado europeo	Tr	Tr	0,1	0,1
Esturión	0,1	0,2	0,1	0,4
Pez luna	Tr	Tr	0,1	0,1
Pez espada	—	0,1	0,1	0,2
Trucha ártica (salvelino)	Tr	0,1	0,5	0,6
Trucha de arroyo	0,2	0,2	0,2	0,6
Trucha de lago	0,4	0,5	1,1	2,0
Trucha matutina	0,1	0,1	0,4	0,6
Atún blanco (bonito del norte)	0,2	0,3	1,0	1,5
Atún rojo del Atlántico (azul)	—	0,4	1,2	1,6
Atún skipjak	0,1	0,3	0,4	0,8
Lucioperca	Tr	0,1	0,2	0,3
Pescado blanco	0,2	0,3	1,0	1,5

Crustáceos

Cangrejo real de Alaska	Tr	0,2	0,1	0,3
Cangrejo azul	Tr	0,2	0,2	0,4
Cangrejo de Dungeness (cangrejo rojo)	—	0,2	0,1	0,3
Cangrejo de río, variedad no especificada	Tr	0,1	Tr	0,1
Langosta del norte	0,1	0,1	0,2	0,4
Langosta de roca	Tr	0,2	0,1	0,3
Langostinos, variedad no especificada	Tr	0,2	0,1	0,3

Moluscos

Abalón u oreja de mar sudafricana	Tr	Tr	Tr	0,0
Almeja de concha dura	Tr	Tr	Tr	0,0
Almeja de concha blanda	Tr	0,2	0,2	0,4
Mejillones azules	Tr	0,2	0,3	0,5
Pulpo común	—	0,1	0,1	0,2
Ostra asiática	Tr	0,2	0,2	0,4
Ostra del Pacífico	Tr	0,4	0,2	0,6
Vieiras, variedad no especificada	Tr	0,1	0,1	0,2
Calamar, variedad no especificada	Tr	0,1	0,2	0,3

Fuentes: *J. Exler y J.L. Wehrauch, «Provisional Table on the Content of Omega-3 Fatty Acids and Other Fat Components in Selected Foods», Servicio de Información del Departamento de Agricultura y Nutrición Humana de Estados Unidos, HNS/PT-103, 1988.*

En la última década, quizá la recomendación dietética más importante para mejorar la salud y evitar las enfermedades crónicas haya sido la de incrementar el consumo de EPA y DHA. Miles de informes científicos sobre diversas enfermedades demuestran inequívocamente los beneficios para la salud que tienen estos ácidos grasos. En pruebas clínicas realizadas al azar en pacientes con preexistencia de cardiopatías, los suplementos de ácidos grasos omega-3 redujeron significativamente las incidencias cardiovasculares (muertes, infartos no mortales y accidentes cerebrovasculares no mortales). Los ácidos grasos omega-3 disminuyen el riesgo de cardiopatías de una serie de formas, incluida la reducción de la irregularidad del ritmo cardíaco denominada arritmia, el descenso de los coágulos sanguíneos y la disminución de la inflamación, condición que se sabe que es un factor importante en la arterioesclerosis u oclusión arterial.

Además de reducir el riesgo de cardiopatías, el consumo regular de pescado o suplementos de ácidos grasos omega-3 puede ayudar a prevenir, tratar o mejorar una serie de enfermedades y trastornos, incluidas prácticamente todas las enfermedades inflamatorias (cualquier patología que termine en «itis»): artritis reumatoide, trastornos inflamatorios del intestino (enfermedad de Crohn, colitis ulcerosa) y afecciones periodontales (gingivitis).

Los trastornos mentales (incluidos el autismo, la depresión, la depresión posparto, el trastorno bipolar, el trastorno límite de la personalidad y el trastorno del desarrollo cognitivo en los bebés y niños) responden positivamente a estos saludables ácidos grasos.

Por último, enfermedades como el acné, el asma, el asma inducida por el ejercicio, muchos tipos de cánceres, la degeneración macular, la prematuridad, la psoriasis, la resistencia a la insulina, la diabetes de tipo 1, la diabetes de tipo 2, la caquexia por cáncer, la claudicación intermitente, las lesiones cutáneas debidas a la luz solar, la nefropatía IgA, el lupus eritematoso, la esclerosis múltiple y las migrañas también mejoran con los ácidos grasos omega-3.

¡Vaya! ¡Menuda lista! ¿Me he dejado algo?

Lo mejor de todo es que el pescado y el marisco saben bien. Piensa en la infinidad de posibilidades que tienes para incluir estos alimentos ricos en proteínas, bajos en grasas y con altos niveles de ácidos grasos omega-3 en la dieta paleolítica. Uno de mis platos favoritos es el de las patas de cangrejo al vapor con frutas para desayunar. ¿Qué mejor forma de empezar el día que con marisco bajo en grasa y rico en proteína y una deliciosa ración de fruta? Te cargarás de energía para toda la mañana, y esta combinación de alimentos paleolíticos modernos te calmará el apetito y te ayudará a quemar kilos de más sin esfuerzo.

Salmón a la tabla de cedro

Esta receta rica en omega-3, vitaminas y minerales se caracteriza por la sencilla forma en que se consigue el sabor de cocinar con leña, pero en el interior. **4 RACIONES**

Filete de salmón salvaje de 500 g
2 cucharadas de aceite de oliva virgen extra
1 cucharada de zumo de limón recién exprimido
1 cucharada de eneldo seco
1 cucharada de pimentón dulce
4 hojas de albahaca fresca
1 tabla de cedro previamente sumergida en agua durante 1 hora
Pimienta negra recién molida al gusto

Precalienta el horno a 220 °C

Cubre la parte de la carne (no la piel) del salmón con 1 cucharada de aceite de oliva y zumo de limón. Espolvorea con el eneldo y el pimentón. Aplasta las hojas de albahaca contra la carne.

Coloca el filete con la carne boca abajo sobre la tabla de cedro. Con ayuda de un pincel, unta el resto del aceite de oliva sobre la piel. Hornéalo durante quince o veinte minutos, según el grosor del pescado. Comprueba que esté hecho el salmón separándolo un poco con un tenedor.

Sácalo del horno, tápalo con papel para cocinar y déjalo reposar cinco minutos. Gíralo y deja la piel boca abajo y aderézalo con pimienta fresca recién molida.

Lubina a la papillote

El secreto de los increíbles sabores de este plato es la utilización del papel para envolver y sellar el pescado. Es una receta muy indicada para cuando tienes invitados especiales. Se quedarán con la idea de que te has pasado horas en la cocina cuando en realidad has dedicado solamente treinta minutos. **4 RACIONES**

4 zanahorias grandes

2 puerros, sin las hojas verdes ni los filamentos de la raíz

4 filetes de lubina de 170 g

4 cucharadas de aceite de oliva virgen extra

2 cucharadas de vino blanco seco

2 cucharadas de zumo de limón recién exprimido

1 cucharadita de ajo en polvo

1 cucharada de eneldo seco

1 cucharada de pimienta negra recién molida

Precalienta el horno a 220 ºC.

Pela las zanahorias y córtalas en juliana. Corta los puerros también en juliana igual que las zanahorias. Corta papel para hornear en cuatro cuadrados de 30 centímetros. Coloca cantidades iguales de zanahorias y puerros en cada uno de los cuatro cuadrados.

Pon un filete de lubina encima de cada montoncito de verduras. Mezcla 1 cucharada de aceite de oliva, ½ cucharada (1 ½ cucharaditas) de vino y ½ cucharada de zumo de limón y viértelo sobre cada uno de los trozos de pescado. Esparce el ajo en polvo, el eneldo y la pimienta negra por encima. Une las cuatro puntas de los cuadrados y átalas con cordel de cocina.

Hornéalo durante quince o veinte minutos, según el grosor de los filetes de pescado. Abre cada paquetito y coloca el pescado en el plato junto con las verduras.

Sopa de verduras con lubina

Esta exclusiva receta combina el pescado con una sabrosa sopa que te calentará en un día frío. Disfruta de tu paleoensalada favorita (véase capítulo 9) y tendrás una comida cargada de vitaminas y proteínas. **4 RACIONES**

2 cucharadas de aceite de oliva virgen extra

4 filetes de lubina de 115 g cada uno

½ taza de gírgolas

1 chalota mediana troceada

2 zanahorias grandes troceadas en piezas de 2,5 cm

2 calabacines grandes troceados en piezas de 2,5 cm

2 tomates ciruela sin semillas y troceados

2 tazas de Caldo de pollo (pág. 244)

2 cucharadas de perejil fresco troceado

4 rodajas de limón

Pimienta de cayena al gusto

Precalienta el horno a 80 ºC.

Calienta una cucharada de aceite de oliva en una sartén de hierro a fuego medio. Fríe el pescado en esa sartén tres minutos, con la parte de la piel boca arriba. Dale la vuelta y hazlo un minuto más. Sácalo de la sartén y ponlo en una bandeja de horno. Tápalo y mételo en el horno para mantenerlo caliente.

Echa el resto de las cucharadas de aceite en una olla. Añade las gírgolas y rehógalas durante cinco minutos. Incorpora la chalota y mantén la cocción un minuto más. Agrega las zanahorias, los calabacines y los tomates a la sartén y cuece dos minutos más, removiendo para que todo se dore por igual. Vierte el caldo y ponlo a fuego alto hasta que empiece a hervir. Tapa, baja el fuego y cuece a fuego lento durante veinte minutos.

Sirve la sopa en boles y pon el pescado encima. Adórnalo con el perejil, las rodajas de limón y la cayena.

Vieiras con melocotón y jengibre

Estos deliciosos bocados son un regalo del mar. El suave sabor de las vieiras junto con el sabor dulce y sabroso de los otros ingredientes hacen que este plato resulte delicioso. **4 RACIONES**

2 cucharadas de aceite de oliva virgen extra
1 cebolla chalota grande picada
1 cucharada de jengibre fresco rallado
2 melocotones grandes pelados, deshuesados y cortados a trozos
1 kg de vieiras
½ lima recién exprimida

Calienta una cucharada de aceite en una sartén de hierro a fuego medio. Rehoga la chalota durante dos minutos. Incorpora el jengibre y remueve durante treinta segundos.

Pon los melocotones en la sartén y rehógalos tres minutos, removiendo a media cocción. Saca la mezcla de melocotón y colócala en un bol pequeño. Tápalo para mantener el calor.

Echa la cucharada de aceite restante en la sartén. Pon las vieiras formando una sola capa y rehógalas de dos a tres minutos por cada lado. Vuelve a echar la mezcla de melocotón en la sartén, cubriendo uniformemente las vieiras. Retíralas del fuego y aderézalas con el zumo de lima.

Pargo a la parrilla

Los sabores de este plato no pasarán desapercibidos a tus sentidos. Es perfecto para cualquier comida, pero a los dietistas paleolíticos a los que les gusta el pescado para desayunar, esta receta rápida y fácil de hacer les ayudará a empezar bien el día. **4 RACIONES**

½ cucharadita de orégano

½ cucharadita de mejorana

½ cucharadita de pimentón dulce

½ cucharadita de pimienta blanca

½ cucharadita de cúrcuma

2 cucharadas de aceite de oliva virgen extra

4 filetes de pargo rojo de 115-170 g cada uno

Enciende la parrilla a fuego medio o precalienta el grill del horno.

Mezcla el orégano, la mejorana, el pimentón dulce, la pimienta blanca y la cúrcuma en un bol pequeño. Con ayuda de un pincel, unta los filetes con el aceite de oliva y recúbrelos con la mezcla de hierbas y especias.

Hornéalos en la parrilla o en el grill durante ocho minutos, dándoles la vuelta a media cocción.

El estofado de trucha de río de Richard

La trucha, el plato favorito de un pescador, se puede encontrar en la mayoría de los supermercados. No obstante, la mayor parte de las truchas son de piscifactorías y han sido alimentadas con cereal, lo que reduce significativamente sus niveles de omega-3. Siempre que puedas, compra pescado salvaje para garantizarte un alimento lo más nutritivo posible.

4 RACIONES

2 cucharadas de aceite de oliva virgen extra
2 puerros grandes
2 zanahorias grandes peladas y cortadas a dados
1 taza de Caldo de pollo (pág. 244)
4 filetes de trucha de río, de 115-170 g cada uno
Pimienta negra recién molida al gusto

Calienta el aceite en una sartén de hierro a fuego medio. Pela los puerros, desechando los filamentos de la raíz y las hojas verdes, y córtalos a dados. Échalos en la sartén y saltéalos con las zanahorias durante cuatro minutos, dándoles la vuelta una vez.

Agrega el caldo de pollo y ponlo a hervir. Baja el fuego y deja que hierva a fuego lento diez minutos.

Añade la trucha y cuécela durante cinco minutos con la sartén tapada. Sazónala con pimienta al gusto.

Lubina a la sartén

La lubina es un pescado blanco muy apreciado por su suave sabor y por ser un alimento muy nutritivo. **4 RACIONES**

2 cucharadas de aceite de oliva virgen extra

1 cebolla pequeña a dados

2 tomates ciruela grandes sin semillas y cortados a dados

4 filetes de lubina de 115-170 g cada uno

¼ de taza de albahaca fresca picada

Pimienta blanca recién molida al gusto

Calienta el aceite a fuego medio en una sartén de hierro. Echa la cebolla y saltéala durante cinco minutos. Pon los tomates en la sartén y sofríelos cinco minutos.

Aparta la cebolla y el tomate a un lado de la sartén y añade los filetes con la piel hacia abajo. Fríelos cinco minutos dándoles la vuelta una vez. Vuelve a poner la piel hacia abajo y cúbrelos con los tomates y la cebolla.

Aderézalos con albahaca y pimienta fresca recién molida.

Lenguado con *soul*

La combinación única del cerdo con el suave sabor del pescado nos vuelve a recordar a la cocina del sur de Estados Unidos. Disfrutarás del sabor sureño de este sencillo plato. **4 RACIONES**

2 cucharadas de aceite de oliva virgen extra

30 g de sobras de solomillo de cerdo cortado a dados

2 cebolletas a dados

1 cucharadita de nuez moscada

1 cucharadita de tomillo seco

1 cucharadita de ajo en polvo

½ cucharadita de clavo molido

Pimienta de cayena al gusto

4 filetes de lenguado de 170 g

Calienta el aceite a fuego medio en una sartén de hierro. Saltea el cerdo y las cebolletas durante tres minutos.

Mezcla la nuez moscada, el tomillo, el ajo en polvo, los clavos y la cayena en un plato pequeño. Adereza los filetes de lenguado con la mezcla de especias. Cúbrelos uniformemente por ambas caras. Incorpora los lenguados a la sartén con el cerdo y fríelos durante dos minutos por cada lado.

Fletán escalfado

Lorrie descubrió este suculento pescado cuando trabajaba en Alaska. Su tierna y blanca carne se ha convertido en mi favorita. **4 RACIONES**

2 limones, 1 cortado a rodajas, 1 cortado en gajos
4 filetes de fletán de 115-170 g cada uno
2 cucharadas de aceite de semillas de lino de presión en frío
1 cucharada de eneldo fresco
1 cucharada de pimienta negra recién molida
1 cucharada de ajo en polvo

Pon unos dos dedos de agua en una olla de 4 litros y coloca en ella la cesta para cocer al vapor. Añade las rodajas de limón a la cesta y lleva el agua al punto de ebullición. Incorpora el fletán con las rodajas de limón por encima y baja el fuego. Cuece el pescado al vapor a fuego lento durante diez minutos. Pasado ese tiempo, retíralo de la olla.

Adereza el fletán con el aceite de semillas de lino y reparte por encima el eneldo, la pimienta y el ajo en polvo. Sírvelo con los gajos de limón.

Pastelitos de cangrejo

Estamos convencidos de que hemos creado la receta perfecta para que los amantes de esta dieta disfruten de este manjar del mar. Prueba este exquisito plato de omega-3 preparado sin cereales ni lácteos.   **4 RACIONES**

700 g de carne de cangrejo fresca
1 cebolla chalota pequeña picada
2 cebolletas picadas
1 cucharada de cilantro fresco picado, más 4 ramitas
2 cucharadas de semillas de lino recién molidas
2 huevos enriquecidos con omega-3
2 cucharadas de aceite de oliva virgen extra
4 trozos de limón
Pimienta negra recién molida al gusto

Mezcla bien en un robot de cocina la carne de cangrejo, la chalota, las cebolletas y el cilantro picado.

Coloca la mezcla de cangrejo en un bol y añade las semillas de lino y los huevos. Mezcla bien nuevamente y dale la forma de cuatro hamburguesas.

Calienta el aceite a fuego medio en una sartén de hierro. Fríe las hamburguesas durante cuatro minutos por cada lado. Sírvelas con los trozos de limón y las ramitas de cilantro. Aderézalas con pimienta.

Cola de langosta al horno

Muchas pescaderías y supermercados mantienen las langostas vivas en grandes tanques, así que puedes comprarla fresca. Este manjar especial paleolítico impresionará a familiares y amigos. **4 RACIONES**

4 colas de langosta pequeña
1 limón, una mitad exprimido y la otra mitad cortado en 4 trozos
2 cucharadas de perejil fresco picado
Pimienta negra recién molida al gusto

Precalienta el grill del horno. Con un cuchillo afilado haz un corte longitudinal en el lomo de la cola de la langosta y ábrela un poco. Échale zumo de limón, perejil y pimienta.

Gratínala de ocho a diez minutos hasta que la carne se vuelva opaca. Sírvela con los trozos de limón.

Pez espada asado con mezcla de setas

Las setas silvestres y los aliños frescos llenan este plato de sabores sutiles y de sabor a mar. Disfrútalo con una ensalada ligera y fruta para completar la experiencia. **4 RACIONES**

4 filetes de pez espada de 115-170 g cada uno

2 cucharadas de aceite de oliva virgen extra

1 taza de setas silvestres variadas (prueba con los porcini, crimini y shiitake)

1 cebolla chalota mediana troceada

2 dientes de ajo picados

1 cucharada de perejil fresco picado

¼ de taza de vino blanco seco

Precalienta el horno a 220 ºC.

Calienta una cucharada de aceite en una sartén de hierro a fuego medio. Echa las setas y cocínalas durante cinco minutos. Incorpora la chalota y fríelo todo un minuto más. Añade el ajo y remuévelo durante medio minuto.

Agrega el perejil y el vino y llévalo al punto de ebullición. Rasca las partes que se hayan pegado en la sartén y mézclalas con el líquido. Retira la sartén del fuego.

Desplaza la mezcla de setas hacia los bordes de la sartén, dejando sitio en el centro para el pescado. Pónlo y échale el resto del aceite de oliva. Cúbrelo con la mezcla de setas y tápalo. Hornéalo durante quince minutos.

Hamburguesas de salmón salvaje y albahaca

Estas hamburguesas de pescado serán un gran éxito en tu próxima barbacoa. A la parrilla o al grill. **4 RACIONES**

700 g de filete de salmón real sin espinas

½ taza de albahaca fresca picada

1 diente de ajo picado

1 huevo enriquecido con omega-3

1 cucharadita de cebolla en polvo

Calienta la parrilla o el grill del horno a fuego medio.

Coloca el salmón en un robot de cocina con la albahaca y el ajo y tritúralo hasta que quede una pasta. Pon la mezcla en un bol de tamaño mediano. Añade el huevo y la cebolla en polvo y forma las hamburguesas. Hazlas a la parrilla o al grill durante quince minutos y dales la vuelta una vez durante el proceso.

Aderézalas con tu paleocondimento favorito (véase capítulo 11) y envuélvelas en hojas de lechuga.

Delicia de paleolangostinos

A nuestros fans les encanta esta receta. El ajo y la lima la convierten en un delicioso plato sin demasiado esfuerzo. Casi puedes escuchar las olas.

4 RACIONES

1 kg de langostinos gigantes sin pelar

1 cucharada de zumo de lima recién exprimida

2 cucharadas de aceite de oliva virgen extra

1 diente de ajo picado

4 tomates ciruela pequeños sin semillas y cortados a gajos finos

½ taza de albahaca fresca cortada a tiritas

1 lima cuarteada

Con unas tijeras de cocina haz un pequeño corte en el lomo del langostino cerca de la cola, dejando la cáscara. Corta las patas con las tijeras, rocíalas con el zumo de lima y resérvalas.

Calienta el aceite en una sartén de hierro a fuego medio. Añade el ajo y fríelo treinta segundos. Pon los langostinos en la sartén y rehógalos durante un minuto por cada lado. Agrega los tomates y cuécelos dos minutos, dándoles la vuelta a media cocción. Sírvelos con albahaca y los trozos de lima.

Patas de cangrejo endiablado

El diablo está presente en los entresijos de esta receta picante. La salsa para mojar es un complemento perfecto para el paquete nutricional de cangrejo. Disfrútalo con una paleoensalada y fruta para completar la comida. **4 RACIONES**

- 2 patas de cangrejo real de Alaska
- 2 cucharadas de aceite de oliva virgen extra
- 1 cebolla de tamaño mediano cortada a dados
- 1 pimiento jalapeño a dados
- 2 tomates ciruela sin semillas y troceados
- 6 dientes de ajo machacados
- 1 cucharadita de pimienta de cayena

Pon agua a hervir en una olla grande de caldo. Echa las patas de cangrejo en el agua y cuécelas seis minutos.

Calienta el aceite en una sartén de hierro a fuego medio. Echa la cebolla y sofríela cinco minutos. Añade el pimiento y los tomates y sofríelos dos minutos. Incorpora el ajo y la cayena y retira la sartén del fuego.

Bate la mezcla de tomate y ajo en el robot de cocina para hacer la salsa que acompañará las patas de cangrejo.

Rollitos de atún con especias

El sushi se ha convertido en uno de los platos favoritos para los amantes del pescado. Los sabores únicos de esta sencilla receta están pensados para los paleodietistas. Nunca echarás de menos el arroz, la sal y los perjudiciales aditivos. **4 RACIONES**

700 g de atún blanco para sushi cortado a cubos
2 cucharadas de aceite de semillas de lino de presión en frío
2 cucharaditas de pimienta de cayena
2 cucharaditas de jengibre fresco recién rallado
4 hojas de alga nori

Pon el atún, el aceite, la pimienta de cayena y el jengibre en un robot de cocina. Tritúralos hasta que quede una pasta.

Extiende las hojas de alga nori en forma de triángulo sobre una superficie de trabajo. Dispón la mezcla de atún sobre cada una de las puntas de la hoja, dejando un margen de unos 2,5 centímetros sin cubrir. Enróllalo en forma de cucurucho.

Filete de salmón con nectarina

El sabor dulce de la nectarina convierte este plato en un clásico para el hogar de un dietista paleolítico. Tus necesidades de omega-3 se satisfarán fácilmente con este delicioso manjar. **4 RACIONES**

2 cucharadas de cilantro fresco picado

2 cucharadas de cebolla roja picada

2 cucharadas de zumo de lima recién exprimida

4 filetes de salmón salvaje

2 cucharadas de aceite de oliva virgen extra

1 nectarina grande cortada en láminas

Precalienta el horno a 220 °C.

Mezcla el cilantro, la cebolla y el zumo de lima en un bol pequeño. Con ayuda de un pincel, unta el salmón con una cucharada de aceite, por la parte de la piel.

Coloca el pescado con la piel hacia abajo sobre una rejilla de hierro. Presiona uniformemente las láminas de nectarina sobre la carne del salmón y cúbrela bien con la mezcla de lima. Aderézalo con el resto del aceite de oliva y hornéalo quince minutos.

Pinchos de langostinos y piña

Este kebab de langostinos encantará a tu familia y amigos. Sus sabores dulces y suculentos sin duda serán el gran éxito de tu próxima barbacoa.

4 RACIONES

1 kg de langostinos de tamaño mediano pelados

4 pinchos de madera previamente remojados durante una hora

225 g de piña fresca cortada a dados

1 cucharada de aceite de oliva virgen extra

1 cucharada de zumo de lima recién exprimida

1 cucharada de cilantro fresco picado

1 cucharadita de chile en polvo

1 cucharada de aceite de semillas de lino de prensión en frío

Enciende la parrilla y caliéntala a fuego medio o precalienta el grill del horno. Ensarta los langostinos y la piña en los pinchos.

Mezcla el aceite de oliva con la lima, el cilantro y el chile. Rocía los pinchos con esta mezcla. Ásalos en la parrilla durante ocho minutos, dándoles la vuelta una vez. Sácalos del fuego y alíñalos con el aceite de semillas de lino.

Pez espada dulce y sabroso

Si lo que estás buscando es algo nuevo, este exquisito manjar marino es la elección perfecta. Tierno y jugoso con las especias justas, este plato de omega-3 hará que tu paladar dé saltos de alegría. **4 RACIONES**

2 cuacharadas de aceite de oliva virgen extra

2 cucharadas de jengibre fresco picado sin pelar

4 dientes de ajo picados

El zumo de 1 lima

2 cucharaditas de chile en polvo

4 filetes de pez espada salvaje de 170 g cada uno

Precalienta el grill del horno.

En un bol pequeño mezcla bien el aceite, el jengibre, el ajo, el zumo de lima y el chile en polvo. Con ayuda de un pincel, unta uniformemente la superficie de la bandeja de horno de 24 × 28 centímetros con la mitad de la mezcla. Añade el pescado y cúbrelo con el resto de la mezcla. Gratina los filetes de pescado durante quince minutos, dándoles la vuelta a media cocción.

Tacos de tilapia

Utilizar hojas de lechuga en lugar de los típicos tacos crujientes te permite disfrutar de un manjar marino de un modo saludable. Pruébalo con tu paleosalsa favorita (véase capítulo 11) para un toque picante extra.

4 RACIONES

4 filetes de tilapia (mojarra) de 170 g
Pimienta de cayena al gusto
2 cucharadas de aceite de oliva virgen extra
1 pimiento morrón rojo cortado a rodajas finas
2 cebolletas cortadas a dados
2 dientes de ajo picados
2 cucharadas de cilantro fresco troceado
4 hojas de lechuga francesa
1 aguacate pequeño a rodajas finas

Sazona la tilapia con la cayena y resérvala.

Calienta el aceite en una sartén de hierro a fuego medio. Echa la pimienta y las cebolletas. Saltéalo todo durante tres minutos. Incorpora el ajo y sigue sofriendo un minuto más.

Desplaza las verduras hacia el borde de la sartén dejando sitio en el centro para el pescado. Pónlo y sofríelo dos minutos por cada lado.

Retira el pescado de la sartén y córtalo a trozos que quepan en la boca. Cúbrelo con las verduras y aderézalo con el cilantro. Ponlo cuidadosamente en las hojas de lechuga y cúbrelo con las rodajas de aguacate.

9

Ensaladas

Ensalada de rúcula y aguacate

Ensalada campestre francesa

Ensalada paleocaprese

Ensalada Niçoise de atún

Ensalada César de salmón

Ensalada de remolacha y frutos secos

Ensalada de limón y cangrejo

Ensalada de cactus

Ensalada griega paleolítica

Ensalada de pollo a la brasa

Ensalada de canónigos de Mikey

Ensalada de hierbas varias

Ensalada de fresas y espinacas

Ensalada de bistec

Ensalada de autor

Las ensaladas son un maravilloso complemento para las paleodietas modernas y la mayoría de los alimentos e ingredientes que incluimos en estas deliciosas combinaciones son totalmente paleolíticos, puesto que son crudos, frescos, sabrosos y nutritivos. La «Ensalada luna de miel» (sólo lechuga) con un aliño Mil islas es regresar a una era en la que se alimentaba a los niños con copos de cereales para desayunar y bocadillos de pan blanco con mortadela y con mayonesa para comer. Sé creativa o creativo al preparar paleoensaladas y recuerda que las reglas las dicta lo que es bueno para ti y sabe bien.

A veces nos obcecamos y pensamos que las ensaladas sólo pueden incluir verduras frescas. Nada más lejos de la realidad. El aspecto creativo de la cocina paleolítica te permite incorporar una increíble diversidad de deliciosos ingredientes en casi cualquier ensalada. Añade libremente carne, pescado, marisco y fruta a tus ensaladas, pero ten presente que cuantos más ingredientes eches, más se complica la elaboración de la receta. Utilizar los productos de temporada es más fácil y reduce las opciones. No caigas en la tentación de sobrecargar tu cajón de verduras de la nevera para luego tener que comer apio o zanahorias pasados. Procura comer siempre los ingredientes lo más frescos posible. Un truco es lavar tus verduras nada más llegar a casa y guardarlas en bolsas de plástico en el frigorífico.

La ensalada, que se come desde los tiempos de los romanos, se reinventa y adopta nuevas formas con mezclas sorprendentes de elementos, no necesariamente verduras, aunados por un aliño. A medida que desarrolles tu creatividad con las paleoensaladas, procura utilizar no sólo los ingredientes que le agradan a tu paladar, sino también los que agradan a la vista.

La textura puede hacer triunfar o fracasar una ensalada. Intenta incorporar perlas de sabor, color y textura a la mezcla. Por ejemplo, unas puntas de espárragos escaldadas cortadas a trocitos y combinadas en un bol con lechuga romana cortada a tiras, con estragón troceado y un poco de rúcula para dar sabor, es un buen punto de partida para preparar una ensalada atractiva y apetitosa.

Las ensaladas se pueden servir en cualquier momento de la comida y cumplen numerosas funciones, entre las que se encuentran:

- Ensaladas aperitivo para abrir el apetito como primer plato de la comida.
- Ensaladas de guarnición, para acompañar el plato fuerte.
- Ensaladas servidas como plato principal, que normalmente contienen carne o pescado.
- Ensaladas para limpiar el paladar después del primer plato (así es como suelen servirse en Europa).
- Ensaladas de postre, generalmente de fruta fresca y seca.

Independientemente de su función, una saludable ensalada siempre es recomendable. Las paleoensaladas pueden servir de bocaditos apetitosos antes de una comida o como plato fuerte, especialmente si les añades frutos secos, semillas y huevos enriquecidos con omega-3. ¡Procura comer una paleoensalada todos los días!

Ensalada de rúcula y aguacate

Sirve esta ensalada con cualquier plato paleolítico. Tus amistades y familia disfrutarán con la dulce, sabrosa y crujiente combinación de sabores.

4 RACIONES

4 tazas de rúcula fresca

1 cucharada de aceite de oliva virgen extra

1 cucharada de aceite de semillas de lino de presión en frío

½ cucharadita de eneldo seco

½ cucharadita de zumo de limón recién exprimido

1 aguacate grande cortado en 8 rodajas

500 g de frambuesas frescas

2 cucharadas de nueces crudas troceadas

Mezcla la rúcula con los aceites, el eneldo y el limón en un bol de tamaño mediano y remuévelo bien. Sírvela a partes iguales en los platos.

Pon las rodajas de aguacate y las frambuesas por encima y, por último, reparte los trocitos de nuez.

Ensalada campestre francesa

La cocina campestre francesa suele ser buena y sabrosa. Es normal comer el plato fuerte con una ensalada sencilla. Las verduras de tu zona te permitirán saborear delicadas y suaves hojas de lechuga y hierbas.

4 RACIONES

2 cogollos pequeños de lechuga francesa partidos

1 cucharada de perejil fresco picado

1 cucharada de orégano fresco picado

1 cucharadita de semillas de mostaza machacadas

1 cucharadita de zumo de limón recién exprimido

1 cucharada de aceite de oliva virgen extra

1 cucharada de aceite de nuez

Pimienta negra recién molida al gusto

Pon la lechuga en un bol grande para ensalada. En un frasquito mezcla el perejil, el orégano, los granos de mostaza, el zumo de limón y los aceites y agítalo bien.

Aliña la ensalada con esa mezcla y espolvorea pimienta fresca recién molida por encima.

Ensalada paleocaprese

Esta ensalada ligera y fácil de preparar es una variante de la versión tradicional con mozzarella. Los tomates maduros, locales y de temporada y la albahaca fresca compensarán todos los sabores que puedas echar en falta. Elige los tomates por su olor. Un tomate con un encantador aroma a huerto seguro que sabrá mejor.   **4 RACIONES**

> 1 tomate de ensalada rojo y grande, cortado en rodajas finas
> 1 tomate amarillo o verde, también grande y cortado en rodajas finas
> 2 cucharadas de aceite de oliva virgen extra
> 4 hojas de albahaca fresca grandes troceadas
> 1 cebolla roja pequeña cortada a rodajitas
> Pimienta negra recién molida al gusto

Coloca los tomates en una bandeja, alíñalos con el aceite de oliva y reparte la albaca por encima. Cúbrelos con las rodajas de cebolla. Sazónalos con pimienta negra recién molida.

NOTA: ésta es una de las recetas en las que no se recomienda hacer mucha cantidad. Los tomates en la nevera suelen ponerse mustios y resultan poco atractivos.

Ensalada Niçoise de atún

Te encantará esta combinación de sabores. Esta ensalada será un recurso frecuente en tu almuerzo o cena. **4 RACIONES**

4 lomos de atún de 115 g
2 cucharadas de romero fresco troceado
1 diente de ajo machacado
2 cucharadas de vino tinto
2 cucharadas de aceite de oliva virgen extra
4 tazas de canónigos
2 huevos duros cuarteados
8 tomates cherry
Pimienta negra recién molida al gusto

Pon el atún en una bandeja de horno engrasada. Mezcla el romero, el ajo, el vino tinto y una cucharada de aceite de oliva en un frasquito y agítalo bien. Viértelo sobre el atún. Tápalo y déjalo marinar en la nevera durante treinta minutos.

Precalienta el grill del horno. Saca el atún de la nevera. Dóralo diez minutos por cada lado. Retíralo del horno y déjalo enfriar diez minutos.

Mezcla la lechuga y el resto del aceite de oliva en un bol grande y remuévelo bien. Sirve la lechuga con los huevos y los tomatitos cherry. Coloca encima los lomos de atún y aderézalos con pimienta negra recién molida.

Ensalada César de salmón

A todo el mundo le gusta una buena ensalada César fresca. El omega-3 que contiene, en combinación con sus ingredientes más frescos, la convierten en una receta ideal que pronto será un plato habitual de tus comidas paleolíticas. **4 RACIONES**

4 filetes de salmón de 170 g con piel

2 cucharadas de aceite de oliva virgen extra

2 centros de lechuga romana troceados

¼ de cebolla roja pequeña cortada a dados

2 cucharadas de aceite de semillas de lino de presión en frío

1 diente de ajo machacado

1 cucharadita de semillas de mostaza machacadas

1 cucharada de zumo de limón recién exprimido

Pimienta fresca recién molida al gusto

Precalienta el grill del horno. Con ayuda de un pincel, unta los filetes de salmón con una cucharada de aceite de oliva. Colócalos en la bandeja de horno con la carne hacia abajo. Unta la piel con el resto del aceite de oliva. Hornea los filetes de salmón en el grill durante quince minutos. Sácalos del horno y déjalos enfriar.

En un bol grande pon la lechuga y la cebolla. Mezcla el aceite de semillas de lino, el ajo, las semillas de mostaza y el zumo de limón en un frasquito y agítalo bien. Aliña la lechuga y la cebolla con la mezcla. Coloca el filete de salmón encima y sazónalo todo con pimienta negra recién molida.

Ensalada de remolacha y frutos secos

Consumir habitualmente remolacha te ayudará a mantener un buen nivel de vitaminas y minerales. Este sabroso y versátil vegetal está cargado de hierro, potasio y magnesio. **4 RACIONES**

4 Remolachas tostadas asadas (pág. 225)

1 naranja de mesa grande pelada con cada gajo cortado por la mitad

2 cucharadas de avellanas tostadas troceadas

¼ de cucharadita de pimienta de Jamaica (allspice)

1 cucharada de zumo de naranja recién exprimida

2 cucharadas de aceite de oliva virgen extra

1 aguacate grande cortado en 8 rodajas

Pon la remolacha, la naranja y las avellanas en un bol mediano. En otro más pequeño mezcla la pimienta, el zumo de naranja y el aceite de oliva.

Cubre la ensalada con las rodajas de aguacate y alíñala con la salsa.

Ensalada de limón y cangrejo

El marisco es un exquisito añadido para cualquier paleoensalada. Los ingredientes frescos y sabrosos de esta receta te ayudarán a conservar tu corazón sano y tu cerebro en forma. **4 RACIONES**

4 patas de cangrejo de 170 g

1 cucharada de aceite de oliva virgen extra

1 cucharada de aceite de semillas de lino de presión en frío

2 cebolletas troceadas

1 cucharada de cebolla roja troceada

1 manzana pequeña pelada, sin corazón y a dados

1 cucharadita de zumo de limón recién exprimido

1 cucharada de cebollinos frescos troceados

Pon agua a hervir en una olla grande. Echa en ella las patas de cangrejo y hiérvelas de cinco a siete minutos. Retíralas del agua y déjalas enfriar cinco minutos.

Rompe la cáscara y saca la carne de cangrejo. Córtala a trozos pequeños y ponla en un bol de ensalada mediano. Mézclala con los aceites, las cebolletas, la cebolla y la manzana. Alíñalas con el zumo de limón y los cebollinos.

Ensalada de cactus

Esta deliciosa ensalada es un manjar cargado de vitamina A y minerales. Ingrediente habitual en las dietas del sur de la frontera de Estados Unidos, el cactus se reconoce enseguida por su sabor único y sus beneficios para la salud. **4 RACIONES**

1 jarra de 450 g de cactus envasado de una variedad comestible (el de nopal es el más común), cortado a rodajas y totalmente escurrido para eliminar el exceso de sodio

1 tomate grande troceado

½ cebolla roja pequeña a dados

¼ de taza de cilantro fresco troceado

1 cucharada de aceite de oliva virgen extra

1 cucharada de aceite de semillas de lino de presión en frío

1 cucharada de zumo de lima recién exprimida

Pon las tiras de cactus, el tomate y la cebolla roja en un bol grande. Echa los aceites, el cilantro y el zumo de lima en un frasquito y agítalo bien. Aliña el cactus con la mezcla y remuévelo para que quede bien impregnado. Resérvalo en la nevera treinta minutos.

Ensalada griega paleolítica

El jugoso tomate, el crujiente pepino, el potente limón y un toque de orégano son los ingredientes de la paleoensalada griega. Descubrirás que esta ensalada es una refrescante forma de comenzar tu comida.

4 RACIONES

2 tomates corazón de buey rojos y grandes cortados a dados

1 pepino grande pelado y cortado a trozos grandes

1 pimiento morrón verde troceado

2 cucharadas de orégano fresco picado

2 cucharadas de zumo de limón recién exprimido

3 cucharadas de aceite de oliva virgen extra

Pimienta negra recién molida al gusto

Mezcla los tomates, el pepino, el pimiento morrón y el orégano en un bol grande. Alíñalos con el zumo de limón y el aceite. Mézclalo todo. Sazónalo con pimienta negra recién molida.

Ensalada de pollo a la brasa

Los seguidores de esta dieta saben que añadir carne a cualquier ensalada verde la transforma en un festín de vitaminas y proteínas. Esta ensalada se puede considerar una comida en sí misma. **4 RACIONES**

4 filetes de pollo de 115 g
2 cucharadas de aceite de oliva virgen extra
1 cucharadita de tomillo seco
1 cucharadita de albahaca seca
4 tazas de hojas de lechuga variadas
½ taza de tomatitos cherry a dados
2 cucharadas de aceite de semillas de lino de presión en frío
1 cucharada de zumo de limón recién exprimido
½ cebolla roja pequeña a rodajas muy finas
2 cucharadas de semillas de calabaza tostadas
Pimienta negra recién molida al gusto

Precalienta el grill del horno. Con ayuda de un pincel, unta los filetes con el aceite de oliva y reparte el tomillo y la albahaca por encima.

Coloca los filetes sobre la rejilla y hornéalos veinte minutos, dándoles la vuelta a media cocción. Sácalos del horno y déjalos enfriar cinco minutos. Corta el pollo a tiras y resérvalo.

Pon la lechuga y los tomates en un bol grande. Echa el aceite de semillas de lino y el zumo de limón en un frasquito y agítalo bien. Vierte la mezcla sobre la lechuga y los tomates. Sírvela con la cebolla, las semillas de calabaza y las tiras de pollo. Sazónalo todo con pimienta.

Ensalada de canónigos de Mikey

Inspirada en una ensalada parecida con frutos secos caramelizados y queso de cabra, esta versión paleolítica sin duda agradará a tu paladar. La dulzura de la pera es una deliciosa contrapartida para el picante de la cayena. **4 RACIONES**

4 tazas de canónigos

2 cucharadas de aceite de oliva virgen extra

1 pera grande sin corazón y cortada a rodajas finas

60 g de nueces pecanas tostadas y cortadas por la mitad

Pimienta de cayena al gusto

Mezcla la lechuga y el aceite en un bol grande. Sirve raciones iguales en los cuatro platos. Añade las nueces pecanas y las rodajas de pera. Sazona con la pimienta de cayena.

Ensalada de hierbas varias

La combinación de los sabores únicos de estos ingredientes frescos hace de esta ensalada un sencillo y apetitoso acompañamiento. Servida con la carne o pescado del plato principal es el complemento perfecto para cualquier paleocomida. **4 RACIONES**

½ taza de hojas de albahaca fresca

½ taza de hojas de menta fresca

1 taza de canónigos

1 taza de rúcula

2 cucharadas de aceite de nuez

1 cucharada de zumo de limón recién exprimido

4 rodajas de limón

Mezcla la albahaca, la menta, la lechuga y la rúcula en un bol grande. Aliña la mezcla con el aceite de nuez y el zumo de limón. Sirve la ensalada con las rodajas de limón.

Ensalada de fresas y espinacas

Las ensaladas de espinacas se encuentran entre las favoritas de la dieta paleolítica. Los ingredientes de esta receta despertarán tus sentidos, y el hierro y las vitaminas que contiene reforzarán tu salud. **4 RACIONES**

4 tazas de hojas de espinacas troceadas

1 taza de fresas sin hojas y troceadas

2 cucharadas de aceite de oliva virgen extra

½ cucharadita de albahaca fresca a trocitos

½ cucharadita de pimienta negra recién molida

½ cucharadita de zumo de lima recién exprimida

60 g de anacardos tostados y troceados

Mezcla las espinacas con las fresas en un bol de ensalada grande. Echa en un frasquito el aceite, la albahaca, la pimienta y el zumo de lima y agítalo bien. Vierte la salsa sobre las espinacas y las fresas y reparte los anacardos por encima.

Ensalada de bistec

Toma esta ensalada con tu plato de pescado favorito y habrás creado un exquisito menú de carne y pescado paleolítico. Sólo con la proteína que obtendrás, conseguirás que tus músculos canten de alegría. **4 RACIONES**

2 cucharadas de aceite de oliva virgen extra

½ cucharadita de pimienta de cayena

½ cucharadita de comino en polvo

½ cucharadita de ajo en polvo

2 cucharadas de vino tinto seco

700 g de bistec de falda (vacío), aplanado con un mazo de carne

4 tazas de lechuga variada

2 cucharadas de zumo de lima recién exprimida

1 aguacate pequeño cortado en 4 rodajas

½ taza de cerezas sin hueso troceadas

Mezcla el aceite de oliva, la cayena, el comino, el ajo en polvo y el vino tinto en un frasquito y agítalo bien. Pon el bistec en un bol grande y vierte por encima la mezcla de aceite. Tápalo y resérvalo en la nevera durante al menos dos horas. Sácalo de la nevera treinta minutos antes de cocinarlo.

Precalienta el grill del horno. Hornea el bistec veinte minutos, dándole la vuelta a medio hacer. Retíralo del horno y resérvalo.

Pon la lechuga en un bol grande. Mezcla el aceite de semillas de lino y el zumo de lima en un frasquito y agítalo bien. Vierte el aderezo por encima de la lechuga. Corta el bistec a tiras y sírvelo acompañado de la ensalada. Añade el aguacate a rodajas y las cerezas.

Ensalada de autor

La imaginación y la variedad que puedes utilizar en la creación de tu ensalada favorita no tienen límites. Ésta es una combinación de dulces y sabrosas frutas y verduras que hay que tener en cuenta. Experimenta hasta que encuentres tu ensalada de autor. **4 RACIONES**

4 tazas de hojas de lechuga variadas

½ cebolla roja pequeña a rodajas

4 fresones lavados y cortados a rodajas

60 g de nueces pecanas crudas

½ aguacate de tamaño mediano a rodajas

¼ de taza de frambuesas

4 rodajas de limón

Aceite de oliva al gusto

Escurre la lechuga lavada en una centrifugadora de ensaladas y ponla en un bol poco profundo. Reparte la cebolla roja, los fresones, las pecanas, el aguacate y las frambuesas por encima de la lechuga.

Sírvela con rodajas de limón y una dosis de aceite de oliva al lado. Añádele lo que se te ocurra.

10

Platos vegetarianos

Verduras en juliana salteadas

Calabaza espagueti a la italiana

Calabacines baby con zanahorias al horno

Calabacines amarillos con frutos secos

Tupinambo salteado • Panaché de verduras chamuscadas

Ensalada asiática • Sopa de brécol

Coles de Bruselas con chalotas y pecanas

Brécol caramelizado con piel de naranja

Salteado de espinacas de Sandy Point

Diente de león con un toque picante

Coliflor para amantes de los carbohidratos

Berzas ahumadas al estilo del Sur

Berenjena y albahaca salteada • Puerros con ajo estofados

Verduras de hoja verde espolvoreadas con lino

Setas silvestres asadas • Champiñones Monterrey

Verduras a la francesa (ratatouille)

Deliciosos grelos • Remolachas tostadas asadas

Fusión original de col rizada de Nell

Verduras de invierno • Relleno al horno para días festivos

Wakame Tokio de sésamo

La abundancia y versatilidad de las verduras ofrece infinidad de sabores, texturas y colores. Imagínate un puñado de zanahorias ecológicas y calabacines de tu región con un toque de ajo y otro de jengibre. ¿Qué me dices de un delicado bocado de ramilletes de brécol y coliflor caramelizados con piel de naranja y un toque de aceite de nuez? ¿Quizás un acompañamiento de calabaza impregnada en tomillo con tomate y almendras laminadas? Puedes disfrutar de verduras crujientes, frescas y deliciosas cocinadas fácilmente.

Preparar verduras semicrudas te garantiza que mantendrán sus efectos nutritivos sin perder su sabor. El hecho de que las verduras sean consideradas la medicina preventiva de la naturaleza no significa que tengan que saber a medicamento. Las verduras son alimentos claramente alcalinos, lo que significa que si nos las comemos nuestro cuerpo perderá menos calcio de nuestros huesos, lo que a su vez ayuda a mantener un esqueleto fuerte. Por otra parte, las dietas que no incluyen muchas verduras y son ricas en cereales, quesos y alimentos procesados salados crean una condición de acidosis que puede conducir a la osteoporosis, la hipertensión, los cálculos renales y otras enfermedades derivadas de un desequilibrio ácido-alcalino.

Asimismo, las verduras, con un rico aporte de vitaminas, minerales, fitoquímicos, antioxidantes y fibra, desempeñan un papel importante para ayudarnos a combatir las cardiopatías y el cáncer. Estos carbohidratos sin almidón también ayudan a regular el nivel de glucosa en la sangre y los niveles de insulina, lo que a su vez favorece la pérdida de peso y reduce el riesgo de desarrollar diabetes de tipo 2. Además, la ingesta de estos alimentos tan importantes te garantiza la energía durante todo el día.

La distinción entre bajo en carbohidrato y bajo en almidón es importante. Es una de las principales diferencias entre la dieta paleolítica y otras dietas populares. Algunas dietas bajas en carbohidratos recomiendan a sus seguidores que reduzcan o eliminen algunos, o a veces todos, los carbohidratos, incluidas las frutas y las verduras. La dieta paleolítica nos ofrece infinidad de opciones para comer verduras sin almidón y fruta fresca, equilibradas con proteínas naturales magras y grasas saludables no refinadas.

El hecho de introducir verduras en tu dieta y eliminar los antinutrientes que se encuentran en los cereales y las legumbres favorece que tu cuerpo sea capaz de absorber todas las vitaminas y minerales que tienen las verduras. Te notarás satisfecho sin sentirte hinchado. La variedad de verduras entre las que puedes elegir es enorme. Prueba cosas nuevas. ¿Has probado el colirrábano o las endivias de Bélgica? ¿Y qué me dices de los rábanos daikon, el bok choy chino o los brotes de bambú? Te animamos a que explores los mercados étnicos y que revises sus secciones de verduras. Las únicas verduras que son tabú para la dieta paleolítica son las patatas, todas las judías y otras legumbres, por las razones arriba mencionadas. A las personas con enfermedades autoinmunes quizá les convenga releerse el capítulo 1, porque hay algunas verduras más que deberían evitar.

¿Eres nuevo en la cocina? ¿No sabes utilizar el horno ni los fogones? Cocinar verduras es una gran forma de entrenarse. Como la mayoría se pueden comer crudas sin riesgo alguno, prepararlas es fácil. No te has de preocupar por cocerlas poco o por cometer un error garrafal en las proporciones de los ingredientes como sucede con las carnes o cuando horneas. Preparar las verduras puede convertirse en algo que tanto tú como tus hijos podéis aprender con facilidad en poco tiempo. Tómatelo como un juego y diviértete con la creación y consumo de cada nuevo plato.

Verduras en juliana salteadas

El simple hecho de cortar las verduras en juliana cambia totalmente el aspecto de este sencillo plato. Hay mandolinas baratas para cortar las verduras en juliana, pero también se pueden cortar a tiritas utilizando un cuchillo afilado. Un aspecto importante de esta receta y de casi todos los salteados chinos es dejar que las verduras se doren. Cuando las echas a la sartén, déjalas un minuto o más sin removerlas. En palabras inmortales de la mítica cocinera estadounidense Julia Child: «¡No sobrecargues la sartén!» **4 RACIONES**

2 cucharadas de aceite de oliva virgen extra

1 cucharadita de jengibre fresco rallado

2 cebolletas troceadas finas

1 cucharada de ralladura de piel de naranja

2 dientes de ajo picados

2 zanahorias grandes peladas y cortadas en juliana

1 pimiento morrón rojo cortado en juliana

2 calabacines amarillos medianos cortados en juliana

2 calabacines medianos cortados en juliana

Calienta el aceite en una sartén de hierro a fuego medio y saltea el jengibre y las cebolletas removiéndolas durante dos minutos. Echa la ralladura de naranja y el ajo y mézclalo ligeramente durante un minuto. Añade las zanahorias y los pimientos. Remueve bien para que todas las verduras entren en contacto con la sartén en algún momento y sigan dorándose.

Deja que las verduras se rehoguen un minuto más sin removerlas. Incorpora el calabacín amarillo y el calabacín a la sartén y remueve durante un minuto. Tapa la sartén y cocina las verduras a fuego medio diez minutos, removiéndolas una vez. Las verduras están hechas cuando están tiernas. Sácalas del fuego y déjalas enfriar dos minutos.

Calabaza espagueti a la italiana

Puesto que no hay lugar para la pasta en la dieta paleolítica, la calabaza de la variedad espagueti es muy útil como verdura, como acompañamiento o como base para tu paleosalsa o proteína favorita. Ésta es una receta fácil, suficientemente sabrosa para disfrutarla por sí sola, pero lo bastante sencilla para añadirla a la comida más sofisticada.

4 RACIONES

1 calabaza espagueti de tamaño mediano
1 cucharada de albahaca fresca picada
1 cucharada de orégano seco
2 cucharadas de cilantro fresco troceado
1 cucharada de aceite de oliva virgen extra
1 cucharada de aceite de semillas de lino

Precalienta el horno a 220 ºC. Corta la calabaza espagueti por la mitad. Retira las semillas con un tenedor y deséchalas. Pon unos dos dedos de agua en una bandeja grande de horno de vidrio o de cerámica. Coloca las dos mitades de la calabaza, boca abajo. Hornéalas cuarenta minutos. La calabaza está hecha cuando puedes perforar su piel fácilmente con un tenedor.

Saca la calabaza de la bandeja y déjala enfriar lo suficiente como para poder manipularla, unos cinco o diez minutos. Utiliza un tenedor para sacar las hebras de la calabaza, que parecen espaguetis, y sírvelas en el plato. En un frasquito mezcla la albahaca, el orégano y el cilantro con los dos aceites y agítalo bien. Aliña la calabaza con la mezcla.

Calabacines baby con zanahorias al horno

Las verduras baby son verduras en miniatura que han madurado perfectamente. Suelen ser más dulces que sus homólogas de mayor tamaño. Los calabacines de color verde oscuro combinados con las zanahorias de color naranja crean una excelente presentación. **4 RACIONES**

2 cucharadas de aceite de oliva virgen extra

1 o 2 dientes de ajo machacados

225 g de calabacines baby cortados a rodajas finas

225 g de zanahorias baby cortadas por la mitad

1 cucharadita de eneldo fresco troceado

1 cucharadita de tomillo seco

Precalienta el grill del horno. Mezcla el aceite de oliva con el ajo en una bandeja de horno de cristal o de cerámica. Echa las verduras y añade el eneldo y el tomillo. Gratínalas diez minutos.

Remueve las verduras y déjalas un minuto más. Las verduras están hechas cuando se pinchan fácilmente con un tenedor. Déjalas enfriar cinco minutos antes de servirlas.

Calabacines amarillos con frutos secos

A veces los platos más sencillos son los más sabrosos. Esta fácil receta de calabacines al vapor con el sabor de los tomates frescos y el tomillo y un toque de avellanas tostadas sólo supone unos minutos de preparación y es un acompañamiento vistoso para cualquier plato. **4 RACIONES**

2 calabacines grandes cortados a rodajas gruesas

2 calabacines amarillos cortados a rodajas gruesas

2 cucharadas de aceite de semillas de lino

1 tomate de ensalada grande cortado a dados

1 cucharada de tomillo fresco

2 cucharadas de perejil fresco picado

2 cucharadas de avellanas tostadas

Pon a hervir 1 litro de agua en una olla de 2 litros. Coloca la cesta para hacer al vapor. Cuando el agua esté hirviendo, echa los calabacines verdes y amarillos y tápalos. Cuécelos al vapor diez minutos y remuévelos una vez.

Escurre los calabacines y ponlos en un bol de tamaño mediano. Echa el aceite y mézclalo bien. Añade el tomate y reparte el tomillo, el perejil y las avellanas por encima.

Tupinambo salteado

Los tupinambos o patacas son una verdura importante en la dieta paleolítica. Son un delicioso sustituto de la patata blanca sin las consecuencias negativas del alto índice glucémico y el contenido de saponinas. Este acompañamiento es una opción sencilla. **4 RACIONES**

2 cucharadas de aceite de oliva virgen extra

2 dientes de ajo troceados a dados

1 cucharada de orégano seco

1 cucharada de albahaca fresca picada

1 cucharadita de estragón seco

225 g de tupinambos pelados y cortados a rodajas de poco más de 1 cm

1 cucharadita de pimienta negra recién molida

4 ramitas de perejil fresco

Calienta el aceite en una sartén de hierro a fuego medio. Echa el ajo, el orégano, la albahaca y el estragón y remuévelo un minuto. Añade los tupinambos y sigue removiendo durante ocho o diez minutos, o hasta que estén tiernos. Sácalos del fuego y sazónalos con pimienta negra. Sírvelos con ramitas de perejil.

Panaché de verduras chamuscadas

Esta receta inspirada en un conocido plato de restaurante se suele servir con queso parmesano, uno de los alimentos prohibidos de la dieta paleolítica. El sencillo añadido del ajo y el tentador aceite de oliva evitarán que eches de menos el queso. **4 RACIONES**

4 cucharadas de aceite de oliva virgen extra
½ cebolla dulce cortada a rodajas finas
4 dientes de ajo picados finos
1 cucharadita de estragón seco
1 cucharadita de orégano seco
1 taza de ramilletes de brócoli
1 taza de ramilletes de coliflor
1 taza de zanahorias baby
Rodajas de limón al gusto
Pimienta negra recién molida al gusto

Calienta el aceite de oliva en una sartén de hierro a fuego medio. Echa la cebolla, el ajo, el estragón y el orégano y saltéalo todo, removiéndolo durante dos o tres minutos. Añade el brécol, la coliflor y las zanahorias y sigue sofriéndolos durante tres o cuatro minutos.

Cuando las verduras se empiecen a pegar a la sartén, remuévelas y continúa rehogándolas hasta que estén ligeramente quemadas. Apaga el fuego y déjalas reposar cinco minutos.

Exprime las rodajas de limón sobre las verduras, repartiendo bien el zumo. Sazónalas con pimienta recién molida.

Ensalada asiática

A todos nos gusta una ensalada de col en verano. Añadiendo mayonesa con omega-3 y un poco de jengibre, puedes disfrutar de una versión saludable de este plato de acompañamiento típico de picnic. Intenta prepararlo el día antes de consumirlo para que el zumo de limón ablande la col. **4 RACIONES**

½ col lombarda lavada y cortada a tiritas
1 zanahoria grande pelada y rallada
1 cucharadita de jengibre fresco rallado
½ limón exprimido
2 cebolletas troceadas
½ taza de Mayonesa enriquecida con omega-3 (pág. 249)
¼ de taza de piña seca a dados
1 cucharadita de semillas de sésamo blanco
1 cucharadita de semillas de sésamo negro

Mezcla la col y las zanahorias en un recipiente grande y no muy alto. Echa el jengibre, el zumo de limón, las cebolletas y la mayonesa. Remuévelo bien. Añade los trozos de piña. Rocía la ensalada con las semillas de sésamo.

Tápala y guárdala en la nevera veinticuatro horas, removiéndola varias veces. Sácala de la nevera cinco o diez minutos antes de consumirla.

Sopa de brécol

Asar el brécol y la cebolla hace que se suavice su sabor. La combinación de ambas verduras potencia sus sabores, que se acentuarán con el apetitoso aderezo de las nueces tostadas. **4 RACIONES**

- 2 cucharadas de aceite de oliva virgen extra
- 1 cebolla mediana a dados
- 2 tazas de ramilletes de brécol
- 1 taza de Caldo de pollo (pág. 244)
- 1 cucharadita de zumo de limón recién exprimido
- 1 cucharada de ralladura de piel de limón
- 4 cucharadas de nueces tostadas

Precalienta el grill del horno. Calienta el aceite en una sartén de hierro a fuego medio. Echa la cebolla y saltéala de cinco a ocho minutos, hasta que esté transparente. Añade el brécol y remuévelo hasta que esté bien mezclado.

Mete la sartén en el horno diez minutos, removiendo una vez. Sácala del horno, tápala y déjala reposar dos minutos. Junta la mezcla de brécol y de cebolla con el caldo y el zumo de limón. Bátela en un robot de cocina hasta que quede un puré.

Sirve la sopa en boles y adórnala con la piel de limón y las nueces.

Coles de Bruselas con chalotas y pecanas

Las coles de Bruselas son ricas en fibras, vitamina A, potasio y calcio. Sus delicadas hojas contrastan a la perfección con las crujientes pecanas y la esencia dulzona de la chalota.   **4 RACIONES**

225 g de coles de Bruselas crudas

30 g de nueces pecanas crudas troceadas

1 cucharada de aceite de oliva virgen extra

2 cebollas chalotas pequeñas picadas

1 cucharada de aceite de nueces

Elimina los tallos de las coles y córtalas en forma de cruz por su base para garantizar que se cuecen por igual. Hierve 1 litro de agua en una olla de 2 litros. Coloca la cesta para cocer al vapor, pon las coles dentro y deja que se hagan durante doce minutos. Sumerge las coles en un bol con agua helada para detener la cocción. Sácales las hojitas exteriores y resérvalas. Corta las coles y añádeles las nueces pecanas.

Calienta el aceite de oliva en una sartén de hierro a fuego medio, añade las coles troceadas con las nueces pecanas. Sofríelas removiéndolas durante cinco minutos. Echa las chalotas y remuévelas un minuto más. Justo antes de servirlas, añade las hojas de las coles que habías reservado y sofríelas un minuto. Echa el aceite de nuez removiendo bien.

Brécol caramelizado con piel de naranja

Para darle un toque dulce a esta verdura cargada de vitaminas, la aliñamos con zumo de naranja. El resultado es un delicioso plato caramelizado.

4 RACIONES

2-3 ramilletes de brécol, cortados a trozos pequeños

2 cucharadas de aceite de oliva virgen extra

1 cucharadita de pimienta negra recién molida

1 cucharada de zumo de naranja recién exprimida

1 cucharada de piel de naranja

1 cucharada de aceite de nueces

Precalienta el grill del horno. Pon el brécol en un bol grande y alíñalo con el aceite de oliva y la pimienta. Aderézalo con el zumo de naranja y la ralladura de su piel y mézclalo bien. Pon el brécol esparcido en una bandeja de horno.

Gratínalo de diez a doce minutos, hasta que adquiera un color verde brillante y esté ligeramente tierno. Sácalo del horno y échale el aceite de nueces.

Salteado de espinacas de Sandy Point

Preparar las espinacas con un rápido salteado ensalza su sabor a la vez que conserva todos sus beneficios nutricionales. La espinaca es una gran fuente de hierro y puedes cuadruplicar su absorción combinándola con un alimento rico en vitamina C, como el pimiento morrón rojo. **4 RACIONES**

2 manojos de espinacas
2 cucharadas de aceite de oliva virgen extra
4 dientes de ajo picados
1 cucharada de albahaca fresca picada
1 cucharada de cilantro fresco picado
1 pimiento rojo pequeño a tiritas finas
1 limón cortado por la mitad

Lava y escurre las espinacas con una centrifugadora de ensalada.

Calienta el aceite en una sartén de hierro a fuego medio. Echa el ajo removiéndolo durante un minuto. Añade las espinacas, la albahaca y el cilantro y mézclalo bien durante dos minutos. Retira las verduras del fuego y cúbrelas con las tiritas de pimiento.

Exprime medio limón y aliña las verduras, y utiliza la otra mitad como adorno.

Diente de león con un toque picante

El diente de león ensalza el sabor de muchos platos, especialmente cuando se combina con hierbas y especias. Un poco de zumo de lima recién exprimida y una pizca de chile molido aportan más chispa si cabe a estas ácidas verduras. **4 RACIONES**

2 cucharadas de aceite de oliva virgen extra

1 cebolla pequeña troceada

1 puñado de hojas verdes de diente de león troceadas

½ lima cortada a rodajas

1 cucharadita de chile molido

Calienta el aceite en una sartén de hierro a fuego medio y echa la cebolla, tápala y sofríela hasta que se ablande. Añade las verduras y sofríelas dos minutos removiendo de vez en cuando.

Justo antes de servirlas, rocía el zumo de limón por encima y el chile molido.

Coliflor para amantes de los carbohidratos

Si echas de menos el puré de patatas, aquí tienes una sabrosa y sencilla idea para usar en sustitución de ese tubérculo hiperglucémico y almidonoso. Echarle calabacín ayuda a espesar sin utilizar almidones procesados. Servido con un filete miñón poco hecho y una ensalada fresca, sin duda satisfará a los amantes de la carne con patatas. **4 RACIONES**

2 tazas de ramilletes de coliflor

1 calabacín grande cortado a rodajas de 2,5 cm

2 cucharadas de aceite de oliva virgen extra

6 dientes de ajo picados

½ taza de Caldo de pollo (pág. 244)

2 cucharadas de cebollino fresco picado

Pimienta negra recién molida al gusto

Pon unos dos dedos de agua a hervir en una olla de 2 litros y colócale la cesta para cocer al vapor. Cuando el agua esté hirviendo, pon la coliflor y cuécela hasta que esté tierna, unos diez minutos. Saca la coliflor y resérvala para que se enfríe. Pon las rodajas de calabacín en la cesta y cuécelo hasta que se ablande, otros diez minutos.

Calienta el aceite en una sartén de hierro a fuego medio. Echa el ajo y sofríelo removiéndolo durante cinco minutos. Apaga el fuego y tápalo. Escurre el calabacín y déjalo enfriar cinco minutos.

Cuando la coliflor y el calabacín estén fríos, ponlos en una batidora y echa el caldo. Añade la mezcla de ajo y aceite. Bátelo hasta que quede un puré. Vuelve a poner toda la mezcla en una olla y caliéntala en el fuego, removiéndola de vez en cuando. Sazónala con los cebollinos y pimienta al gusto.

Berzas ahumadas al estilo del Sur

A cualquier aficionado a la comida del sur de Estados Unidos puede sorprenderle ver una referencia a esta cocina relacionada con la dieta paleolítica. Las recetas tradicionales incluyen carrilladas o pies de cerdo. Pero en vez de estos cortes grasientos del cerdo, utilizaremos pavo magro con ajo y cebollas. El chamuscado dará un sabor ahumado a este plato sin grasa saturada.   **4 RACIONES**

2 cucharadas de aceite de oliva virgen extra

1 cebolla mediana a dados

4 dientes de ajo picados

½ cucharadita de tomillo seco

½ cucharadita de albahaca seca

115 g de Pechuga de pavo asado (pág. 121)

2 manojos de berzas cortadas a trozos grandes, sin los tallos

Calienta el aceite de oliva en una sartén de hierro a fuego medio. Añade la cebolla y saltéala de cinco a ocho minutos hasta que esté transparente. Incorpora el ajo y sigue removiendo de dos a tres minutos más.

Sube el fuego al máximo y remueve un minuto, tostando un poco la cebolla y el ajo. Echa el tomillo y la albahaca y baja un poco el fuego. Pon el pavo en la sartén y rehógalo dos minutos.

Añade las berzas y rehógalas dos minutos, mezclando bien todos los ingredientes.

Berenjena y albahaca salteada

Las recetas de berenjena suelen ir cargadas de sal y/o aceite, porque esta verdura actúa como una esponja, absorbiendo casi todo lo que le echas. Sin embargo, con sólo un chorrito de aceite de oliva y una cocción más lenta, la berenjena tiene suficiente tiempo para sudar, lo que implica un plato sin sal y tierno. Nell se inspiró para este plato en una opción de comida rápida china de un restaurante del Chinatown de Nueva York.

4 RACIONES

2 cucharadas de aceite de oliva virgen extra

2 dientes de ajo picados

1 berenjena grande cortada a rodajas de 1,5 cm, sin tallo

4 hojas grandes de albahaca fresca troceada

2 cucharadas de orégano seco

Calienta el aceite y el ajo en una sartén de hierro a fuego medio y remueve durante un minuto. Echa las rodajas de berenjena. Tápalas y remuévelas cada cinco minutos durante veinte minutos. (Puede que la berenjena se pegue un poco al principio; pero sigue rehogándola y dándole la vuelta.)

Échale la albahaca y el orégano, tapa la sartén y mantén la cocción durante cinco minutos más. Retira la berenjena del fuego y déjala reposar cinco minutos antes de servirla.

Puerros con ajo estofados

Los puerros, de la familia de la cebolla, son suaves y dulces. Cocinarlos a fuego lento con un poco de líquido ensalza su sutil sabor. Añadir chalota, vino blanco y un poco de ajo convierte esta receta en el acompañamiento perfecto para un plato principal paleolítico. **4 RACIONES**

2 cucharadas de aceite de oliva virgen extra

1 cebolla chalota mediana cortada a dados

2 dientes de ajo picados

2 puerros grandes, sin los filamentos de las raíces y sin las hojas verdes

½ taza de vino blanco o de Caldo de pollo (pág. 244)

Pimienta negra recién molida al gusto

Precalienta el horno a 90 ºC.

Calienta el aceite de oliva y la chalota en una sartén de hierro a fuego medio y tapada, durante un minuto. Añade el ajo y sofríelo un minuto. Aparta el ajo y la chalota hacia los lados de la sartén para dejar sitio a los puerros en el centro. Corta los puerros por la mitad a lo largo y ponlos en la sartén boca abajo por la parte que los has cortado. Tápalos y déjalos dos minutos, dales la vuelta una vez.

Saca los puerros del fuego y dales la vuelta, con la parte cortada boca arriba. Échales la chalota y el ajo por encima. Añade el vino o el caldo de pollo. Tapa la sartén con papel para cocinar, métela en el horno y hornéalos durante cuarenta y cinco minutos. Los puerros quedarán tiernos y aromáticos. Retíralos del horno y déjalos enfriar cinco minutos. Corta los puerros por la mitad a lo ancho antes de servirlos. Sazónalos con pimienta recién molida.

Verduras de hoja verde espolvoreadas con lino

Aunque esta receta incluye acelgas o col, no dudes en probarla con todo tipo de verdura de hoja verde: espinacas, hojas de mostaza, diente de león u hojas de remolacha. Cuanta mayor variedad, mejor. **4 RACIONES**

2 manojos de acelgas o de col, o cualquier otra combinación de hoja verde

2 cucharadas de aceite de oliva virgen extra

2 cucharadas de semillas de lino recién molidas

Separa los tallos de las hojas y córtalos en trozos pequeños. Resérvalos. Corta las hojas en trozos grandes y resérvalas.

Calienta el aceite en una sartén de hierro a fuego medio. Echa los tallos troceados y saltéalos durante dos o tres minutos. Apaga el fuego y tapa la sartén.

Antes de servir, pon la sartén a fuego medio y añade las hojas, remuévelas durante uno o dos minutos. Espolvorea por encima las semillas de lino recién molidas.

Setas silvestres asadas

La mayoría de las setas se preparan con grandes cantidades de mantequilla o margarina. Nuestra receta presenta una versión paleolítica de este sabroso plato. **4 RACIONES**

4 cucharadas de aceite de oliva virgen extra

2 dientes de ajo picados

225 g de champiñones salvajes a trozos grandes

225 g de gírgolas a trozos grandes

100 g de setas enoki a trozos grandes

1 cucharada de albahaca seca

1 cucharadita de estragón seco

1 cucharadita de pimentón dulce

2 cucharadas de perejil fresco troceado

Precalienta el grill del horno. Mezcla el aceite de oliva y el ajo en una bandeja de horno. Echa las setas y espolvoréalas con albahaca, estragón, pimentón y perejil.

Dóralas durante treinta minutos, removiendo la mezcla a media cocción. Sácalas del horno y déjalas enfriar cinco minutos.

Champiñones Monterrey

Este plato está inspirado en el restaurante italiano de la ciudad de Nell, donde se sirve de aperitivo por cortesía de la casa mientras miras la carta. Hay que dejarlo una o dos horas en la nevera para que coja sabor. Sencillo, pero sabroso. **4 RACIONES**

225 g de champiñones blancos a rodajas
2 cucharadas de aceite de oliva virgen extra
2 cucharadas de orégano seco
1 cucharada de zumo de limón recién exprimido
Pimienta negra recién molida al gusto

Pon los champiñones en un bol grande. Mezcla el aceite de oliva, el orégano y el zumo de limón en un frasquito y agítalo bien. Vierte la mezcla por encima de los champiñones y remuévelos bien.

Guárdalos en la nevera una o dos horas. Añádeles pimienta fresca.

Verduras a la francesa (ratatouille)

La cocina paleolítica es rápida, sencilla y deliciosa. Este plato de verduras te roba sólo unos minutos de tu tiempo y es una receta ideal para un cocinero ocupado. Buen provecho.   **4 RACIONES**

4 cucharadas de aceite de oliva virgen extra

1 cebolla mediana troceada

2 dientes de ajo picados

2 calabacines grandes cortados a bastoncitos de 2,5 × 5 cm

1 pimiento morrón verde cortado a bastoncitos de 2,5 × 5 cm

1 pimiento morrón amarillo cortado a bastoncitos de 2,5 × 5 cm

1 berenjena mediana cortada a bastoncitos de 2,5 × 5 cm

2 tomates ciruela sin semillas y troceados

1 hoja de laurel

Perejil fresco al gusto

Calienta dos cucharadas de aceite de oliva en una sartén de hierro a fuego medio. Añade la cebolla troceada y saltéala durante cinco minutos. Agrega el ajo y sigue sofriendo durante un minuto. Echa los calabacines en la sartén y rehógalos removiéndolos de vez en cuando durante cinco minutos. Retira el sofrito de la sartén y déjalo aparte en un bol.

Echa otra cucharada de aceite de oliva y los pimientos morrones en la sartén. Saltéalos cinco minutos removiéndolos de vez en cuando. Sácalos de la sartén y resérvalos. Con ayuda de un pincel, unta la última cucharada de aceite de oliva por los bastoncitos de berenjena y ponlos en la sartén. Rehógalos cinco minutos removiéndolos de vez en cuando. Vuelve a echar los calabacines y los pimientos en la sartén junto con la berenjena. Añade el tomate, la hoja de laurel y el perejil. Tapa y cuécelo todo durante diez minutos. Se puede servir caliente o frío.

Deliciosos grelos

Este primo del brécol aporta un delicioso cambio a la mesa paleolítica. Para los que están aprendiendo a disfrutar de verduras nuevas y quieren algo familiar en la combinación, las pasas aportan un poco de dulzor para compensar el sabor. **4 RACIONES**

1 manojo de grelos (el brote del nabo)
1 limón
1 cucharadita de eneldo seco
1 cucharadita de albahaca
2 cucharadas de aceite de semillas de lino de presión en frío
¼ de taza de tomates secados al sol
2 cucharadas de pasas

Corta los grelos a trozos grandes y ponlos en una sartén de hierro con unos dos dedos de agua. Cuécelos durante cinco minutos hasta que adquieran un color verde brillante, removiéndolos una o dos veces para que se hagan bien por todas partes. Escúrrelos y déjalos enfriar cinco minutos. Exprime medio limón y echa el zumo en un frasquito. Añade el eneldo, la albahaca y el aceite de semillas de lino, tápalo y agítalo bien. Vierte esta mezcla a los grelos y añádeles los tomates secos y las pasas. Corta la otra mitad del limón en rodajas para servir.

Remolachas tostadas asadas

Las remolachas frescas tienen mucho sabor y, asadas, éste se realza aún más. Y se ensalza todavía más con el toque de las avellanas.   **4 RACIONES**

1 manojo de remolachas sin hojas y troceadas a cuartos

2 cucharadas de aceite de oliva virgen extra

1 cucharada de albahaca seca

1 diente de ajo machacado

2 cucharadas de avellanas tostadas y troceadas

Pimienta negra recién molida al gusto

Precalienta el grill del horno. Aliña las remolachas con el aceite de oliva, la albahaca y el ajo en una bandeja de horno de cristal o de cerámica.

Dóralas treinta minutos, removiéndolas una vez cuando estén a medio hacer. Échales las avellanas y la pimienta por encima.

Fusión original de col rizada de Nell

Es preferible preparar este plato el día antes para que la col marinada pueda ablandarse. **4 RACIONES**

1 col lombarda cortada a trozos grandes sin los tallos
1 col rizada cortada a trozos grandes sin los tallos
½ cebolla roja pequeña
2 dientes de ajo
2 cucharadas de aceite de oliva virgen extra
2 cucharadas de aceite de semillas de lino de presión en frío
1 lima exprimida
Pimienta negra recién molida al gusto
1 tomate de ensalada o corazón de buey
2 rodajas de naranja

Coloca la col en una fuente de ensalada.

Tritura la cebolla roja y el ajo en un robot de cocina hasta que estén bien picados. Añade la mezcla de ajo y cebolla a la col. Vierte los aceites y el zumo de lima y remueve bien. Sazona con pimienta fresca recién molida.

Tapa la fuente con film transparente y métela en la nevera, removiendo dos o tres veces durante las siguientes veinticuatro horas. Justo antes de servir, corta el tomate y añádelo a la mezcla de col. Adórnala con las rodajas de naranja.

Verduras de invierno

Las verduras asadas son un delicioso paleoplato de invierno, con sus suculentos y agradables sabores para calentar las noches de invierno. Las sobras se pueden poner en la batidora y convertir en una deliciosa sopa caliente. **4 RACIONES**

2 nabos de tamaño mediano pelados y cortados a trozos de 1,5 cm

2 chirivías de tamaño mediano peladas y cortadas a trozos de 1,5 cm

1 colinabo mediano pelado y cortado a trozos de 1,5 cm

1 ñame mediano y cortado a trozos de 1,5 cm

1 cebolla mediana troceada

2 cucharadas de aceite de oliva virgen extra

1 cabeza de ajos entera

1 ramita de romero fresco sin el tallo

Pimienta fresca recién molida al gusto

Precalienta el horno a 200 °C. Coloca los nabos, la chirivía, el colinabo, el ñame y la cebolla uniformemente sobre una bandeja de horno y alíñalos con el aceite. Envuelve la cabeza de ajo en papel para cocinar y colócala en medio de la bandeja de horno.

Desmenuza las hojitas de romero sobre las verduras. Ásalas en el horno una hora, removiéndolas de vez en cuando para que se hagan por todas partes. Retíralas del horno.

Quítale la envoltura de papel al ajo y ponlo en el centro de la bandeja de servir. Coloca el resto de las verduras alrededor de la cabeza de ajo. Sazónalas con pimienta fresca recién molida. Se puede chafar un poco la piel del ajo para que dé más sabor.

Relleno al horno para días festivos

Cuando se acercan las vacaciones, podemos disfrutar de platos especiales, sustituyendo algunos ingredientes por otros más saludables. Esta paleorreceta es una alternativa verdaderamente fantástica al relleno tradicional. ¡Disfrútala y celébrala! **4 RACIONES**

2 cucharadas de aceite de oliva virgen extra

4 tronquitos de apio grandes cortados a dados

1 cebolla mediana a dados

4 champiñones portobello cortados a trozos grandes

1 cebolla chalota mediana picada

½ taza de Caldo de pollo (pág. 244)

2 cucharadas de semillas de lino recién molidas

2 cucharadas de salvia fresca picada

115 g de nueces de Brasil tostadas y cortadas a trozos grandes

Precalienta el horno a 175 ºC.

Calienta el aceite de oliva en una sartén de hierro a fuego medio. Añade el apio, las cebollas y los champiñones, y remueve todo de vez en cuando durante diez minutos. Pon la cebolla y sofríela un par de minutos. Incorpora el caldo y remuévelo todo. Retira del fuego y echa las semillas de lino, la salvia y las nueces de Brasil. Hornea veinte minutos.

Wakame Tokio de sésamo

Como bien saben los fans del sashimi, las algas son el acompañamiento perfecto de esta delicia japonesa. A diferencia de la mayoría de las versiones de restaurante, esta paleorreceta es saludable y deliciosa.

4 RACIONES

- 60 g de alga wakame (compra una marca que sea totalmente alga, sin aditivos)
- 2 cucharadas de aceite de semillas de lino prensado en frío
- 2 zanahorias grandes ralladas
- 2 cebolletas troceadas finas
- 1 cucharada de zumo de limón recién exprimido
- ½ cucharadita de semillas de sésamo negro
- ½ cucharadita de semillas de sésamo blanco

Pon el alga seca en dos tazas de agua y déjala en remojo diez minutos, luego escúrrela. Mezcla el aceite de semillas de lino, las zanahorias y el zumo de limón. Échaselo a las algas y rocíalas con las semillas de sésamo negro y blanco.

11

Condimentos, aliños de ensalada, salsas y compotas de frutas

Curry de coco cremoso

Chutney de albaricoque • Salsa marinada clásica

Crema para mojar de nueces, semillas de lino y aguacate

Salsa de tomate ácida • Salsa de melocotón con garra

Paleopesto • Guacamole sagrado

Salsa de arándanos rojos para fiestas

Aliño de ensalada como entrante

Alioli básico • Caldo de pollo

Baba Ganoush • Papilla de piña y melocotón

Papilla de calabaza • Puré de plátano y fresa

ALGUNOS FAVORITOS DE LA DIETA PALEOLÍTICA

Mayonesa enriquecida con omega-3

Salsa para mojar verduras • Salsa tártara

Salsa de tomate de Ray • Aliño para ensalada de espinacas

Aliño ruso con omega-3 para ensaladas

Salsa de tomate con omega-3

Salsa de frambuesas para barbacoa

Uno de los regalos que te ofrece *Las recetas de la dieta paleolítica* es que tu paladar volverá a ser tan natural como la Madre Naturaleza siempre pretendió que fuera. La comida auténtica te irá atrayendo paulatinamente pero con intensidad, a medida que irás relegando los alimentos artificiales con combinaciones antinaturales de grasas, hidratos de carbono, sal y azúcar. Date tiempo —una semana o más—, y empezarás a saborear las sutilezas de la fruta, las verduras y las hierbas frescas, el pescado picante y las sabrosas carnes de ganado alimentado con hierba. Los pasteles azucarados, los helados y el chocolate de pronto te parecerán demasiado dulces. Los espaguetis, la pasta, el pan, los cereales, las patatas fritas y las patatas chips se convertirán en bombas de almidón para tu intestino que te hincharán y harán que te sientas fatal. A medida que pierdas peso, te vayas poniendo en forma y alcanzando tu potencial genético, te irá apeteciendo cada vez más la comida sana, no los productos procesados cargados de fécula y azúcares que han hecho de los estadounidenses la población más gorda del planeta.

Escucha a tu cuerpo. Cuando lo hayas limpiado de sal, azúcares, aceites refinados y de los alimentos procesados de tu dieta anterior, éstos ya no te parecerán tan buenos como antes y, si eres como la mayoría de las personas y vuelves a consumir estos productos, te sentirás incómodo e hinchado.

Los condimentos, aliños de ensalada y salsas son muy importantes en la dieta paleolítica moderna porque son vistosos y dan sabor y textura a casi cualquier plato. El secreto se encuentra en que hagas tú mismo tus propios condimentos para evitar que estén cargados de azúcar o sal, o que tengan demasiados ácidos grasos omega-6 u otros aditivos. Los paleocondimentos, aliños de ensalada y salsas aportan lujo, sabores sutiles y matices a la extensa gama de alimentos reales no adulterados que son los pilares de la comida paleolítica actual.

Curry de coco cremoso

Esta paleorreceta es una maravillosa mezcla de sabores dulces y picantes, que la hacen ideal para la carne y los platos de pescado. <u>1 TAZA</u>

- 2 cucharadas de aceite de oliva virgen extra
- 1 cebolla mediana troceada
- 1 tomate pequeño troceado
- 4 dientes de ajo machacados
- 1 pieza de jengibre de unos 2,5 cm
- 1 cucharadita de la mezcla de especias india garam masala, la versión sin sal
- 225 g de leche de coco entera fresca

Calienta el aceite en una sartén de hierro a fuego medio. Pon la cebolla y el tomate. Sofríelos cinco minutos. Añade el jengibre y el ajo y sofríe un minuto más. Baja el fuego y déjalo cocer a fuego lento durante diez minutos, removiendo de vez en cuando. Echa la garam masala y deja la sartén a fuego lento cinco minutos más. Retira la mezcla del fuego y déjala enfriar diez minutos.

Ponla en una batidora y tritúrala hasta que quede homogénea. Vuelve a ponerla en la sartén y añádele la leche de coco. Cuécela a fuego lento sin dejar de remover durante diez minutos. Se puede servir fría o caliente.

Chutney de albaricoque

Esta receta es una mezcla dulce que combina perfectamente con la carne roja, el cerdo y el cordero. Cubre tus comidas favoritas con este popular condimento. **1 TAZA**

4 albaricoques medianos a trozos grandes

1 cucharadita de jengibre recién rallado

1 cucharadita de cardamomo molido

1 cucharada de pasas

1 cucharada de anacardos tostados partidos

Mezcla los albaricoques con el jengibre y el cardamomo en un robot de cocina a velocidad baja. Se trata de mezclar los ingredientes no de triturarlos.

Ponlo en un bol para servirlo y añádele las pasas. Mézclalo todo bien con los anacardos tostados.

Salsa marinada clásica

Acompañamiento perfecto para la calabaza espagueti, la paleosalsa marinada es fácil y rápida de preparar. Al igual que las sopas y estofados, esta salsa está más buena si se hace un día antes, para que todos los sabores puedan mezclarse. **2 TAZAS**

2 cucharadas de aceite de oliva virgen extra

1 cebolla mediana troceada

2 dientes de ajo cortados a dados

4 tomates medianos troceados

¼ de taza de vino tinto

1 cucharada de orégano fresco picado

1 cucharada de albahaca fresca picada

1 hoja de laurel

Calienta el aceite de oliva en una sartén de hierro a fuego medio. Échale la cebolla y saltéala cinco minutos. Añade el ajo y saltéalo un minuto. Incorpora los tomates y el vino y sofríelo todo cinco minutos.

Por último, agrega el orégano, la albahaca y la hoja de laurel. Tapa la salsa, baja el fuego y cuécela a fuego lento durante veinte minutos.

Crema para mojar de nueces, semillas de lino y aguacate

Esta deliciosa crema para mojar está cargada de omega-3 para que tu mente y tu cuerpo estén alerta. Pruébala con tus verduras frescas favoritas o úntala en un rollito paleolítico.   **½ TAZA**

½ taza de nueces crudas
1 cucharada de aceite de semillas de lino
1 cucharada de aceite de nueces
1 cucharada de cilantro fresco troceado
1 cucharada de zumo de limón recién exprimido
1 cucharada de zumo de lima recién exprimida
½ aguacate, con el hueso
1 cucharada de semillas de lino recién molidas

Mezcla las nueces, el aceite de semillas de lino, el aceite de nueces, el cilantro y los zumos de lima y limón en un robot de cocina. Tritúralo todo hasta hacerlo puré. Añade el aguacate y bate hasta que esté bien mezclado.

Pasa la mezcla del robot de cocina al bol de servir. Echa las semillas de lino. Pon el hueso de aguacate en el centro para retrasar la oxidación.

Salsa de tomate ácida

Gracias a su versatilidad, esta salsa es una de nuestras formas favoritas de dar vida a un plato paleolítico. Si prefieres una salsa con tropezones, no utilices el robot de cocina y mézclalo en un bol. Sea como fuere, te encantará este sabroso manjar. **1 TAZA**

- 2 cucharadas de zumo de lima recién exprimida
- 2 cucharadas de cebolla roja cortada a dados
- 2 cucharadas de cilantro fresco picado
- 1 diente de ajo picado
- 2 tomates medianos cortados a dados
- 1 cucharadita de chile molido

Mezcla el zumo de lima, la cebolla roja, el cilantro y el ajo en un robot de cocina. Tritúralo todo hasta hacer un puré.

Añade los tomates y el chile y bátelo durante dos minutos. Pon la salsa a enfriar una hora antes de servirla.

Salsa de melocotón con garra

Esta receta fresca de verano es la innovación de un clásico. El dulzor del melocotón contrasta con el picante de la cebolla y del chile molido. Esta salsa es ideal tanto como para mojar en ella verduras frescas como para aderezar el pescado a la parrilla.   **1 TAZA**

- 2 melocotones frescos lavados y cortados a trozos grandes
- 1 cucharada de zumo de lima recién exprimida
- 2 cucharadas de cebolla roja cortada a dados
- 1 cucharada de cilantro fresco picado
- 1-2 cucharaditas de chile molido

Pon los melocotones en un bol de tamaño mediano. Incorpora el zumo de lima y remueve. Echa la cebolla y el cilantro.

Añade una cucharadita de chile molido; si te gusta más picante, pon otra más. Mantén la salsa en la nevera una hora antes de servirla.

Paleopesto

Aquí tenemos una salsa o crema para mojar que animará cualquier verdura o proteína. Aunque cada región de Italia tenga su propia receta de pesto, es habitual que todas incluyan queso parmesano o de Asiago. Las hemos mezclado para que este pesto sea paleoperfecto. **½ TAZA**

1 taza de hojas de albahaca sueltas sin tallo
2 cucharadas de aceite de oliva virgen extra
1 cucharada de aceite de semillas de lino
1 cucharada de aceite de nueces
1 cucharada de zumo de limón recién exprimido
2 dientes de ajo
Pimienta fresca recién molida al gusto

Mezcla las hojas de albahaca, los aceites, el zumo de limón y el ajo en un robot de cocina. Bátelo todo hasta que esté bien triturado. Añade pimienta negra recién molida.

Guacamole sagrado

Este plato universal combina perfectamente con cualquier receta paleolítica. El guacamole va bien para untar encima de las tortillas, ensaladas o sopas, o como deliciosa crema para mojar. Reserva el hueso para colocarlo en la crema y retrasar la oxidación. **2 TAZAS**

2 aguacates enteros

¼ de taza de tomate troceado

2 cucharadas de cilantro fresco troceado

2 cucharadas de cebolla roja picada

1 cucharada de zumo de lima recién exprimida

Pimienta de cayena

Corta los aguacates por la mitad y retira los huesos. Saca la carne del aguacate y ponla en un bol de tamaño mediano. Aplástala bien con un tenedor hasta que se deshagan los trozos grandes. Incorpora el tomate, el cilantro, la cebolla y el zumo de lima. Mézclalo todo bien.

Pasa la mezcla a un bol de servir y coloca el hueso del aguacate en el centro. Espolvoréalo con la cayena, al gusto.

Salsa de arándanos rojos para fiestas

¿A quién no le gusta un acompañamiento de salsa de arándano rojo para celebrar las fiestas? Esta versión paleolítica satisfará tu apetito festivo disfrutando de todos los beneficios de este fruto de temporada. **1 TAZA Y ½**

225 g de arándanos rojos enteros frescos

1 cucharada de piel de naranja

2 cucharadas de zumo de naranja recién exprimida

1 cucharada de almendras laminadas tostadas (opcional)

Pon a hervir los arándanos en una olla con una taza de agua. Baja el fuego a la posición media y sigue cociéndolos hasta que se empiecen a abrir. Tapa la olla para evitar salpicaduras y déjalos cocer quince minutos.

Sácalos del fuego y añade la piel de naranja, el zumo de naranja y las almendras. Deja enfriar la salsa treinta minutos. Métela en la nevera al menos una hora antes de servirla.

Aliño de ensalada como entrante

Utiliza esta receta para conseguir una variedad de sabrosos aliños. Déjate guiar por tus gustos cuando tengas que añadir las hierbas y especias para tu aliño personalizado. **½ TAZA**

5 cucharadas más 1 cucharadita de aceite de aguacate, nuez, semillas de lino u oliva

2 cucharadas más 2 cucharaditas de zumo de limón, lima o naranja recién exprimidos

Pimienta negra recién molida al gusto

Mezcla bien todos los ingredientes en una batidora. Utiliza el aliño tal cual o añádele hierbas y especias al gusto.

Alioli básico

El alioli clásico se hace con ajo, aceite de oliva y huevo crudo. Aunque se puede comer huevo crudo sin problemas, preparar esta salsa básica sin el mismo es más sencillo, no se corre riesgo alguno y está deliciosa. Sírvela con verduras al vapor, como base para sopa o para marinar carne.

½ TAZA

4 cabezas de ajo grandes

4 cucharaditas de aceite de oliva virgen extra

Precalienta el horno a 220 ºC. Saca la piel externa de las cabezas de ajo. Corta la parte superior de cada cabeza y tírala. Coloca las cabezas sobre un trozo de papel para cocinar de 15 × 15 centímetros. Levanta las puntas de los extremos para darle una forma de cesta. Echa una cucharadita de aceite de oliva en cada cabeza. Dobla las puntas para cerrar la cesta.

Hornéalas cuarenta y cinco minutos. Retíralas del horno, tira el papel y déjalas enfriar cinco minutos. Exprime los dientes de ajo con los dedos para extraer la pulpa. Desecha las pieles. Pon las pulpas en una batidora y tritúralas hasta hacerlas puré.

Caldo de pollo

En cualquier supermercado o tienda puedes encontrar el caldo de pollo, pero hacer el tuyo es fácil y además te garantiza que estás comiendo un alimento puramente paleolítico.   **2 LITROS**

1 pollo de aproximadamente 2 kg
2 tallos de apio troceado
2 zanahorias grandes troceadas
1 cebolla pequeña troceada
1 hoja de laurel

Pon el pollo en una olla de 3 litros con suficiente agua para que quede cubierto. Echa el apio, la zanahoria, la cebolla y el laurel. LLeva el caldo a ebullición y luego baja el fuego.

Tapa la olla y deja que cueza durante dos o tres horas, removiendo de vez en cuando. Retira del fuego y saca la espuma que se ha ido formando en la superficie.

Cuela el caldo y traspásalo a un recipiente grande. Cuando el pollo se haya enfriado y puedas tocarlo, sácale la carne y utilízala para hacer tu paleorreceta favorita o simplemente como aperitivo. El caldo lo puedes usar para hacer salsas, estofados, sopas o para congelarlo y usarlo más adelante.

Baba Ganoush

¿Encuentras a faltar el hummus para untar verduras frescas? Aquí tienes una alternativa sin tener que desviarte del estilo paleolítico. El ajo y la berenjena se pueden asar a un mismo tiempo. Sólo tienes que fijarte en los distintos tiempos de cocción. **2 TAZAS**

1 cabeza pequeña de ajo
3 cucharadas de aceite de oliva virgen extra
1 berenjena grande
½ cucharadita de zumo de limón recién exprimido

Precalienta el grill del horno. Pon la cabeza de ajo en el centro sobre un trozo de papel para hornear de 10 × 10 centímetros. Échale una cucharadita de aceite. Dobla las puntas por encima de la cabeza y cierra el paquetito.

Ásala cuarenta minutos. Retira la cabeza y la base de la berenjena y tíralas. Corta la berenjena a lo largo en cuatro trozos iguales. Con ayuda de un pincel, unta ambos lados de los trozos de berenjena con las dos cucharaditas restantes de aceite de oliva. Ponlas en una bandeja sobre la rejilla del horno junto con el ajo. Ásalos durante treinta y dos minutos y dales la vuelta cada ocho. La carne de la berenjena ha de estar blanda y tostada.

Saca el ajo del horno y déjalo enfriar. Saca la berenjena del horno y déjala enfriar hasta que puedas tocarla. Cuando esté fría, retírale la piel y tírala. Pon la pulpa en un robot de cocina. Exprime los ajos y desecha la piel de los mismos. Incorpora la pulpa de los ajos en el robot de cocina. Tritúralo todo brevemente hasta que se haga puré. Añádele el zumo de limón y vuelve a triturarlo todo durante quince segundos. Ponlo en un bol y sírvelo frío o caliente.

Papilla de piña y melocotón

Triturar la fruta hasta hacer una papilla es una forma sencilla y sabrosa de preparar un aperitivo que se puede comer tal cual, mezclado con proteína en polvo como tentempié antes de hacer ejercicio, o con frutos secos por encima como postre ligero. Mezcla tus frutas favoritas para conseguir una infinita variedad.   **4 RACIONES**

½ piña pequeña sin el corazón y cortada a trozos
2 melocotones medianos pelados y cortados a trozos

Pon las frutas en un robot de cocina y tritúralas hasta hacer una papilla.

Papilla de calabaza

Esta receta sólo requiere un ingrediente y se puede usar para hacer batidos o para añadir a las sopas. El truco está en saber cómo preparar la calabaza antes de triturarla. **2-3 RACIONES**

1 calabaza pequeña

Precalienta el horno a 200 ºC. Corta la calabaza por la mitad y saca las semillas. Ponla en la bandeja de horno con la pulpa hacia abajo y echa unos dos dedos de agua. Hornéala cuarenta y cinco minutos. La calabaza está hecha cuando la piel se perfora fácilmente con un tenedor.

Sácala del horno y déjala enfriar. Retira la pulpa y ponla en un robot de cocina. Tritúrala hasta que quede como una papilla.

Puré de plátano y fresa

Este famoso dúo siempre tiene éxito. Elegir un plátano que no esté demasiado maduro es el truco para evitar que el puré resulte excesivamente pastoso y dulce. **4 RACIONES**

2 plátanos maduros, pero no ennegrecidos
1 taza de fresas sin las hojas

Tritura las frutas en un robot de cocina hasta que quede una papilla. Ponla a enfriar treinta minutos.

Estos apreciados condimentos, salsas y aliños de ensalada de mi primer libro, junto con las innovaciones de este capítulo, se pueden convertir en deliciosos manjares para realzar el sabor de los platos paleolíticos. Puede que la mayonesa, la salsa de tomate, las salsas para mojar verduras o la salsa tártara no te parezcan muy paleolíticas, pero estas riquísimas versiones de los originales se ciñen totalmente a esta dieta. Estos valorados condimentos y aliños te ayudarán a adaptarte a la dieta paleolítica y pueden servirte de punto de partida para crear tus propias y suculentas recetas y comidas paleolíticas.

Mayonesa enriquecida con omega-3

1 TAZA

1 huevo entero
1 cucharada de zumo de limón recién exprimido
¼ de cucharadita de mostaza molida
½ taza de aceite de oliva virgen extra
½ taza de aceite de semillas de lino

Bate el huevo, el zumo de limón y la mostaza de tres a cinco segundos en una batidora. Sigue batiendo mientras añades poco a poco los aceites hasta que la mayonesa esté espesa. Ponla en un recipiente de plástico y guardarla en la nevera. Debería conservarse bien entre cinco y siete días.

Salsa para mojar verduras

1 TAZA

1 taza de Mayonesa enriquecida con omega-3 (pág. 249)
1 cucharadita de eneldo seco
½ cucharadita de ajo en polvo
Pimienta negra recién molida al gusto

Mezcla todos los ingredientes. Es mejor refrigerarla una hora antes de servirla, pero no es necesario. Es una salsa fabulosa para mojar verduras crudas o para aliñar ensaladas.

Salsa tártara

1¼ TAZAS

1 taza de Mayonesa enriquecida con omega-3 (pág. 249)
¼ de taza de cebolla roja picada fina
½ cucharada de zumo de limón recién exprimido
½ cucharadita de eneldo seco
¼ de cucharadita de pimentón dulce
Una pizca de ajo en polvo

Mezcla todos los ingredientes y enfríalos antes de servir.

Salsa de tomate de Ray

UNAS 2 TAZAS

1,5 kg de tomates lavados y cortados a rodajas
2 cebollas medianas a rodajas
1 diente de ajo pequeño
½ hoja de laurel
½ pimiento rojo
¼ de taza de zumo de fruta sin endulzar (uva blanca, pera o
   manzana)
1 cucharadita de pimienta de Jamaica (allspice) entera
1 cucharadita de clavos de olor enteros
1 cucharadita de macis (la cáscara de la nuez moscada) sin moler
1 cucharadita de semillas de apio
1 cucharadita de pimienta negra entera
1 ramita de canela en rama
½ taza de zumo de limón recién exprimido
Una pizca de pimienta de cayena

Pon a hervir los tomates con las cebollas, el ajo, la hoja de laurel y el pimiento hasta que estén blandos. Echa el zumo de fruta. Mezcla las especias enteras e introdúcelas en una bolsa pequeña de tela. Añade la bolsa a la salsa, dale un hervor rápido, removiéndola constantemente hasta que se reduzca a la mitad. Retira la bolsita con las especias, agrega el zumo de limón y la pimienta de cayena, y deja hervir la salsa diez minutos más. Ponla en tarros con tapa hermética, dejando en la parte superior un espacio de 2 centímetros para permitir la expansión. Cierra los tarros y ponlos inmediatamente en el congelador. Guarda el tarro que estés usando en el refrigerador.

Fuente: Ray Audette, *Neanderthin: A Caveman's Guide to Nutrition*, St. Martin's Press, Nueva York, 1999.

Aliño para ensalada de espinacas

5 TAZAS

3 cucharadas de mostaza seca

1 diente de ajo picado

1 cucharada de pimienta negra recién molida

1 cucharadita de pimienta de cayena

1 cucharadita de pimentón dulce

1 taza de vino de Borgoña

1 taza de tomates triturados

2 tazas de aceite de semillas de lino

1 taza de zumo de limón

Bate todos los ingredientes con una batidora. Ponlos en una vinagrera y agítala cada vez antes de usarla.

Aliño ruso con omega-3 para ensaladas

1½ TAZAS

1 taza de tomates frescos

½ taza de aceite de semillas de lino

½ taza de zumo de limón recién exprimido

3 cucharadas de zumo de naranja recién exprimida

1 cucharadita de pimentón dulce

1 cebolleta pequeña troceada o 1 cucharadita de cebolla en polvo

1 cucharadita de rábano picante en polvo (opcional)

1 diente de ajo (opcional)

Bate todos los ingredientes con una batidora hasta que no queden grumos.

Salsa de tomate con omega-3

1½ TAZAS

⅓ de taza de tomates frescos

½ taza de aceite de semillas de lino

⅓ de taza de zumo de limón

1 diente de ajo

1 cebolla troceada

Bate todos los ingredientes con una batidora hasta que no queden grumos.

Salsa de frambuesas para barbacoas

1½ TAZAS

2 cucharaditas de aceite de oliva virgen extra

¼ de taza de cebolla picada

1 pimiento jalapeño sin semillas picado

¼ de taza de Salsa de tomate de Ray (pág. 251)

1 cucharada de miel

¼ de cucharadita de mostaza en polvo

½ cucharadita de pimienta de cayena

2 tazas de frambuesas frescas o congeladas

Calienta el aceite en una sartén de hierro y saltea la cebolla y el pimiento unos diez minutos. Añade la salsa de tomate, la miel, la mostaza y la pimienta de cayena y llévala a un punto de ebullición suave. Agrega las frambuesas y cuécelas a fuego lento otros diez minutos.

Retira la sartén del fuego y deja enfriar la salsa. Bátela con la batidora hasta que no haya grumos.

12

Bebidas y postres

BEBIDAS
Batidos energéticos • Batido base
Explosión de plátano
Sueño de coco y frutos del bosque
Melonmanía • Amante del melocotón
Luau al amanecer • Amante de la calabaza
Paleopiña colada • Mango Margarita Mambo
Agua de balneario

POSTRES
Manzanas al horno
Manzanas con especias
Fresas de Lorraine con nata
Sorbete de almendras y melocotón de Pat
Mezcla de cerezas y frutos del bosque
Paleopotaje tropical de Rook
La parrilla kona de Marjorie
Compota de fruta con brandy
Bonanza de plátano

Si siguiéramos los pasos de nuestros antepasados paleolíticos, las bebidas serían bastante aburridas, a menos que quieras beber sólo agua el resto de tu vida. Afortunadamente para nosotros, contamos con los medios técnicos para hacer bebidas que no sólo son saludables, sino también agradables para nuestro paladar. Los batidos, concretamente, si se mezclan con proteína como la clara de huevo, son completos, restauran el glucógeno en el músculo y favorecen la creación del mismo. Los zumos de frutas y de verduras son bebidas ricas en vitaminas, minerales y fitoquímicos.

No obstante, si tienes sobrepeso o padeces síntomas del síndrome metabólico (hipertensión, niveles anormales de lípidos en la sangre, diabetes de tipo 2 o cardiopatías), restringe o elimina todas las frutas y los zumos de verduras. Para las personas que gozan de buena salud, que recuerden la regla del 85-15, que te permite tomar un vaso o dos de vino en la cena. Cuando dudes sobre qué beber, bebe agua.

Las reglas de oro para los postres de la dieta paleolítica moderna son simples: nada de azúcares refinados, cereales o miel. Concéntrate en las frutas frescas, frutas secas, frutos secos, especias, hierbas, papillas de frutas e incluso verduras. Por ejemplo, las zanahorias ralladas son una excelente forma de rematar un bol de trocitos de manzana y pasas. Los paleopostres deberían seguir las pautas del resto de la comida: ser simples, nutritivos, atractivos y apetitosos, como prácticamente todas las recetas que hemos presentado en este libro. Los paleopostres se pueden comer en cualquier momento y no necesariamente al final de una comida. Disfruta mordisqueando unas frescas y suculentas uvas junto con tu plato principal.

Si se supone que el postre ha de equilibrar el resto de la comida, debe tener distintos sabores y personalidades. Las especias y extractos que pueden realzar las frutas frescas son el extracto de almendras, la pimienta de Jamaica (allspice), el anís, las semillas de alcaravea, el cardamomo, la canela, el clavo de olor, el jengibre, el extracto de limón, el macis, la menta, la nuez moscada, el extracto de naranja, el extracto de ron y el extracto de vainilla. Aguza tu imaginación, pero con prudencia, pues el uso excesivo de especias y extractos puede adulterar el sabor de tu postre. Idealmente, un postre de fruta sólo debería llevar unas cuantas especias y sabores. Por ejemplo, las fresas frescas cortadas a lo largo saben a gloria con canela y extracto de vainilla. Algunos de los sabores más fuertes de los paleopostres son el anís, el clavo, la canela y las nueces.

Los postres deberían refrescar el paladar. Los sorbetes y las frutas tropicales son perfectos, pero sus ingredientes no se pueden conseguir todo el año. Tal vez en invierno te apetezcan postres apetitosos y reconfortantes como el ruibarbo, las manzanas al horno o los dátiles rellenos de frutos secos. En una noche fría, satisfarán tus ganas de dulce sin que sea a costa de tu salud.

Los postres pastosos y empalagosos pueden complacer a tus sentidos temporalmente, pero cuando tus niveles de azúcar en la sangre vuelvan a descender en picado, te entrará el bajón. Por el contrario, los paleopostres te satisfarán sin hincharte. Dormirás bien y te despertarás descansado y listo para la próxima paleocomida, sabiendo que tu postre era tan bueno para tu cuerpo como para tu paladar.

Batidos energéticos

Para las personas que siguen la dieta paleolítica, un batido es una nutritiva y deliciosa comida, rápida y fácil de preparar. Los atletas de competición los encuentran digestivos y energéticos, una gran opción para antes de hacer ejercicio. Utilizar infusiones de hierbas supone un aporte extra de antioxidantes sin sacrificar el sabor. Haz el doble para que pueda tomar otra persona o para tomarte otra ración a media mañana.

BATIDO BASE

Empieza a preparar tu batido con esta nutritiva base, seguida de uno de nuestros complementos ricos en vitaminas. Utiliza tu imaginación y preferencias personales para hacer tus propias creaciones. A muchas personas les parece una forma perfecta de levantarse y brillar cada mañana.

> 230 cl de la infusión de hierbas fría que prefieras
> 1 dosis de proteína de huevo en polvo
> 1 cucharada de semillas de lino recién molidas
> 1 cucharada de mantequilla de almendras o de nueces
> ½ taza de hielo picado

Bate todos los ingredientes en la batidora a velocidad alta durante dos minutos. Utilízalo como base y añade los ingredientes de cualquiera de las siguientes recetas. ¡Bátelo bien y disfruta!

EXPLOSIÓN DE PLÁTANO

> 1 plátano grande
> ½ cucharadita de nuez moscada

SUEÑO DE COCO Y FRUTOS DEL BOSQUE

1 cucharada de aceite de coco

½ taza de arándanos negros frescos o congelados

½ taza de fresas sin hojas

½ taza de moras frescas

MELONMANÍA

½ taza de melón fresco casaba cortado a dados

½ taza de melón cantalupo fresco cortado a dados

½ cucharadita de canela

AMANTE DEL MELOCOTÓN

½ taza de melocotones frescos y/o nectarinas

½ taza de albaricoques

1 cucharadita de canela

1 cucharadita de nuez moscada

LUAU AL AMANECER

1 taza de piña fresca a dados

½ taza de rodajas de naranja fresca

1 plátano

1 cucharada de aceite de coco

AMANTE DE LA CALABAZA

Utiliza té negro recién hecho y enfriado en tu batido base para esta receta de días de fiesta.

¾ de taza de Papilla de calabaza (pág. 247)

¼ de cucharadita de nuez moscada

¼ de cucharadita de canela

Paleopiña colada

Esta versión para niños del clásico tropical va perfectamente para acompañar unas fajitas y el guacamole. **2 RACIONES**

1 taza de agua

1 cucharada de aceite de coco no refinado a temperatura ambiente

1 taza de leche de coco fresca

340 g de piña congelada cortada a dados

Trozos de piña

Bate el agua, el aceite de coco y la leche de coco en una batidora. Tritúralo todo hasta que no queden grumos. Echa la piña y tritúralo de nuevo para que todo esté bien mezclado.

Sírvelo en vasos enfriados en el congelador y adórnalos con los trozos de piña.

Mango Margarita Mambo

Ésta es una refrescante opción para un día de verano caluroso. Evita la mezcla prefabricada y ultradulce con sirope de maíz y utiliza esta opción ligera y saludable. Nuestros amigos *crossfitters* de vez en cuando le dan vida a este cóctel con un poco de buen tequila.   **2 RACIONES**

1 taza de agua
1 taza de mango congelado cortado a dados
2 cucharadas de zumo de lima recién exprimida
Gajos de lima

Bate el agua y los dados de mango en una batidora hasta que esté todo bien triturado. Añade el zumo de lima y vuelve a batirlo. Sírvelo en los vasos. Adórnalo con los gajos de lima.

Agua de balneario

Esta receta está inspirada en los balnearios de salud donde se sirven una variedad de aguas con sabor a frutas. Pruébala con agua «sola» en vez de con agua con gas para que sea todavía más creativo. **2 RACIONES**

2 tazas de agua mineral con gas
½ naranja cortada a rodajas
½ limón cortado a rodajas
1 kiwi pequeño cortado a rodajas
4 hojas de menta

Pon las rodajas de fruta en una jarra y échale el agua. Corta dos hojas de menta a tiritas y mézclalas con el agua y la fruta. Métela en la nevera una hora antes de servirla.

Sírvela en vasos y adórnalos con las hojas de menta restantes.

Manzanas al horno

¿Echas en falta el pastel de manzana tradicional? Aquí termina el antojo. Disfruta del dulzor de este manjar, a la vez que su delicioso aroma perfuma tu cocina. No necesitarás la pesada masa de gluten y mantequilla.

4 RACIONES

2 cucharadas de pasas

2 cucharadas de nueces partidas

1 cucharadita de canela en polvo

4 manzanas pequeñas Golden, Granny Smith o Pippin, peladas y descorazonadas

Precalienta el horno a 190 °C. Mezcla bien las pasas, las nueces y la canela en un bol pequeño.

Reparte la mezcla de pasas en cuatro raciones y rellena con ellas los corazones de las manzanas. Colócalas boca arriba en una fuente de horno de cristal o de cerámica y añade unos dos dedos de agua. Hornéalas de treinta a cuarenta minutos. Las manzanas están hechas cuando se pueden pinchar fácilmente con un tenedor. Déjalas enfriar cinco minutos antes de servirlas.

Manzanas con especias

Reinventa esta receta cada vez que eliges otro tipo de manzanas. Opta por las Granny Smith si te apetece una tarta o por las Golden para algo dulce y suave. Añade una pizca de zumo de limón a las rodajas de manzana para evitar su oxidación. **4 RACIONES**

2 manzanas grandes de cualquier variedad, sin corazón y cortadas a rodajas
2 cucharadas de zumo de limón recién exprimido
¼ de cucharadita de clavo en polvo
¼ de cucharadita de jengibre en polvo
¼ de cucharadita de pimienta de Jamaica (allspice)
½ cucharadita de canela en polvo

Pon las rodajas de manzana en un bol de tamaño mediano. Mezcla el resto de los ingredientes en un frasquito y viértelos sobre las manzanas. Remueve con suavidad para que se reparta bien el aliño.

Fresas de Lorraine con nata

El verano equivale a fresas frescas y maduras para consumir. Durante generaciones esta fruta dulce se ha servido cargada de azúcares y natas. Esta tradición sigue viva en la versión paleolítica para rememorar los postres que hacían nuestras abuelas. **4 RACIONES**

2 tazas de fresas cortadas a rodajas
½ cucharadita de extracto de vainilla
½ taza de leche de coco fresca con toda su grasa

Pon un bol de cobre y un batidor de metal en el congelador treinta minutos para que se enfríen. Echa las fresas en un bol mediano y añádeles la vainilla. Remuévelas con cuidado para que se impregnen bien. Tápalas y ponlas en la nevera treinta minutos.

Vierte la leche de coco en el bol de cobre y bátela hasta que se vuelva algo más densa. Dispón las fresas en boles pequeños y échales la nata de coco por encima.

Sorbete de almendras y melocotón de Pat

Pat, la madre de Lorrie, preparaba platos de melocotones frescos duran-te todo el verano. A ella le hubiera encantado esta paleorreceta con to-dos los sabrosos ingredientes que realzan el dulzor de esta popular fruta de hueso. **4 RACIONES**

3 melocotones grandes pelados, sin hueso y cortados a trozos grandes

½ cucharadita de extracto de almendra

½ cucharadita de nuez moscada en polvo

¼ de cucharadita de jengibre en polvo

2 cucharadas de almendras laminadas tostadas

Pon los melocotones, el extracto de almendra, la nuez moscada y el jen-gibre en un robot de cocina y tritúralo todo bien.

Reparte la mezcla en una bandeja de horno de cristal, tápala con papel para cocinar y resérvala tres horas en el congelador. Cada treinta minu-tos ráscala con un tenedor para que no se pegue. Sírvela con las almen-dras laminadas por encima.

Mezcla de cerezas y frutos del bosque

Para los amantes de los frutos del bosque esta receta es el final feliz perfecto de una comida paleolítica. La poco habitual mezcla de frutos la convierte en una deliciosa combinación. **4 RACIONES**

½ taza de cerezas sin hueso y troceadas

½ taza de arándanos negros

½ taza de frambuesas amarillas

½ taza de moras

1 cucharadita de extracto de vainilla

½ cucharadita de clavo en polvo

½ cucharadita de canela en polvo

1 cucharada de hojas de menta fresca, más 4 hojas para adornar

Mezcla las cerezas y los frutos del bosque en un bol mediano. Añade la vainilla, el clavo, la canela y la menta troceada y remuévelo todo con suavidad. Pon a enfriar la mezcla treinta minutos. Adórnala con las hojas de menta antes de servirla.

Paleopotaje tropical de Rook

Este plato sencillo y dulce sólo te exigirá unos minutos y combina perfectamente con cualquier paleocomida. Se trata de un postre cargado de vitaminas y potasio que te ayudará a conservar tu salud a la vez que satisfará tus ganas de dulce. **4 RACIONES**

1 ñame grande cortado a dados
2 plátanos macho grandes cortados a dados
¼ de taza de zumo de naranja recién exprimida
4 cucharadas de coco rallado natural

Precalienta el horno a 200 ºC. Mezcla el ñame y el plátano en una bandeja de horno rectangular. Echa el zumo de naranja y el coco rallado. Tápala y ponla en el horno treinta minutos.

La parrilla kona de Marjorie

Los hawaianos saben que la piña es la fruta más abundante y versátil de las islas. Prueba esta deliciosa versión a la parrilla con tu plato de cerdo o ave favorito. Te sorprenderá cómo se realza el dulzor al estar hecha a la parrilla. **4 RACIONES**

2 cucharadas de aceite de oliva virgen extra

1 cucharadita de zumo de lima recién exprimida

¼ de cucharadita de cardamomo en polvo

¼ de cucharadita de de cilantro en polvo

¼ de cucharadita de canela en polvo

½ piña pequeña cortada en rodajas de unos 2,5 cm

Enciende la parrilla a fuego medio o precalienta el grill del horno. Mezcla el aceite, el zumo de lima y las especias en un frasquito y agítalo bien. Con ayuda de un pincel, unta bien las rodajas de piña con la mezcla. Hazla al grill o a la parrilla durante veinte minutos, dándoles la vuelta a media cocción

Compota de fruta con brandy

El atrevido sabor de este postre dulce es irresistible. Ponle el broche final a tu comida con esta sabrosa mezcla de frutas, especias y frutos secos y disfruta de sus abundantes beneficios nutritivos. **4 RACIONES**

2 peras grandes peladas y cortadas a rodajas

2 ciruelas pequeñas partidas por la mitad

2 cucharadas de brandy

½ cucharadita de pimienta de Jamaica (allspice) en polvo

¼ de cucharadita de clavo de olor en polvo

4 cucharaditas de nueces troceadas

Precalienta el horno a 200 °C. Mezcla las peras y las ciruelas en un bol de tamaño mediano. Mezcla el brandy, la pimienta y el clavo. Vierte la mezcla sobre la fruta y remueve con suavidad.

Haz cuatro raciones y ponlas en recipientes individuales para el horno. Tápalos y hornéalos veinte minutos. Enciende el grill. Echa las nueces por encima y gratínalas tres minutos.

Bonanza de plátano

Este postre sólo puede describirse como sorprendente. Un plátano común y corriente se transforma al instante al combinarlo con estos deliciosos ingredientes. Disfruta con tu familia y amigos de su exuberante sabor
cargado de potasio.   **4 RACIONES**

2 plátanos grandes muy maduros (con manchas negras)
1 cucharadita de extracto de vainilla
¼ de cucharadita de jengibre en polvo
¼ de cucharadita de pimienta de Jamaica en polvo
4 cucharadas de nueces pecanas tostadas y a trocitos
Nuez moscada recién molida al gusto

Corta los plátanos a lo largo. Mezcla en un frasquito la vainilla, el jengibre y la pimienta y agítalo. Echa la mezcla sobre los plátanos

Pon los plátanos boca abajo sobre un papel para cocinar. Mételos treinta
minutos en el congelador. Cubre cada plátano con una cucharada de
nueces pecanas y sazónalos con nuez moscada al gusto.

13

Régimen alimentario de la dieta paleolítica para dos semanas

En este capítulo hemos creado un régimen alimentario para dos semanas que te ayudará a decidirte a empezar. A los paleoveteranos les puede dar algunas ideas nuevas y favorecer algunos cambios para que sus paleorrecetas sean todavía más deliciosas y sencillas. Para los novatos, ¿qué mejor forma de hacer una transición a la dieta paleolítica que con un mapa de carretera para guiarte en tu camino?

El tiempo de preparación para la mayoría de las comidas es de veinte minutos, y muchas de ellas, menos de diez. Sigue estos sencillos pero deliciosos menús diarios, y enseguida notarás los cambios positivos en tu estado de energía, atención mental y patrones de sueño. Al cabo de dos semanas, ya te habrás iniciado adecuadamente para llegar a ser un seguidor formal de la dieta paleolítica. ¡Buen provecho!

Las recetas que están marcadas con un asterisco las puedes encontrar en este libro.

DESAYUNO
Delicia de salmón salvaje*
½ pomelo
Infusión de hierbas

TENTEMPIÉ
Lonchas de vacuno magro
2 albaricoques

ALMUERZO
Tacos de tilapia*
Ensalada de hierbas varias*
Agua de balneario*

TENTEMPIÉ
Rodajas de manzana
½ de taza de nueces crudas

CENA
Sopa de brécol*
Pollo con coco y anacardos*
Tomate con rodajas de pepino
Sorbete de almendras y melocotón de Pat*
1 vaso de vino blanco o agua mineral

LUNES

DESAYUNO
Batido explosión de plátano*
Huevos duros

TENTEMPIÉ
Manzana con ¼ de taza de nueces crudas

ALMUERZO
Salmón a la parrilla sobre un lecho de espinacas con gajos de mandarina
y almendras laminadas
Infusión de hierbas

TENTEMPIÉ
Lonchas de vacuno magro (vacío)
½ taza de bolitas de melón

CENA
Estofado de pollo con apio*
Ensalada verde variada con arándanos negros y aceite de oliva
Rodajas de kiwi
Agua mineral

DESAYUNO
Tortilla al estilo del Sur de California*
½ pomelo
Infusión de hierbas

TENTEMPIÉ
Brécol al vapor aliñado con aceite de oliva con pollo deshilachado por encima (utiliza las sobras del día anterior)

ALMUERZO
Pechuga de pavo magra sobre un lecho de canónigos, aliñada con aceite de lino y limón
Rodajas de pera fresca
Agua de balneario*

TENTEMPIÉ
Mezcla de frutos del bosque
2 huevos duros troceados

CENA
Ensalada Niçoise de atún*
1 taza de uvas negras o verdes
Manzanas al horno*
Infusión de hierbas

DESAYUNO
Revuelto de langostinos*
Mezcla de arándanos negros y frambuesas
Infusión de hierbas

TENTEMPIÉ
Pepino, zanahoria y manzana troceados y aliñados con aceite de oliva,
zumo de limón y hojitas de menta

ALMUERZO
Ensalada de cactus*
Rodajas de mango
Infusión de hierbas

TENTEMPIÉ
Huevos rellenos tropicales*

CENA
Brécol caramelizado con piel de naranja*
Pimientos morrones rellenos de carne de bisonte*
Ensalada de autor*
½ taza de fresas cortadas a rodajas
1 vaso de vino tinto o de agua mineral

DESAYUNO
Tortilla de pavo salvaje*
Gajos de mandarina
Infusión de hierbas

TENTEMPIÉ
Manzana con ¼ de taza de almendras crudas

ALMUERZO
Ensalada verde variada con Aliño de ensalada como entrante*
Lonchas de vacuno magro con arándanos negros por encima
Alcachofa al vapor
Infusión de hierbas

TENTEMPIÉ
Pimientos morrones a rodajas
½ aguacate cortado a rodajas y aliñado con lima y cilantro

CENA
Ensalada griega paleolítica*
La musaka de Ike*
La parrilla kona de Marjorie*
Mango Margarita Mambo*
1 vaso de vino blanco o agua mineral

DESAYUNO
Pechuga de pavo asada aliñada con aceite de oliva y albahaca
Manzanas a rodajas
Infusión de hierbas

TENTEMPIÉ
Brécol al vapor rociado con semillas de lino recién molidas
Naranja Navel

ALMUERZO
Ensalada de fresas y espinacas*
Carne asada*
½ taza de frambuesas
Agua de balneario*

TENTEMPIÉ
Pera a rodajas
¼ de taza de nueces pecanas crudas

CENA
Salmón a la tabla de cedro*
Salteado de espinacas de Sandy Point*
Ensalada verde mezclada
Infusión de hierbas fría

DESAYUNO
Batido Melonmanía*
Huevos escalfados

TENTEMPIÉ
Col rizada a tiritas con zumo de lima, aceite de oliva y cebolla roja picada, con pechuga de pavo troceada

ALMUERZO
Ensalada César de salmón* (utiliza las sobras de salmón de la cena)
Tomate cortado a rodajas
½ taza de trozos de piñas
Infusión de hierbas

TENTEMPIÉ
Uvas
¼ de taza de nueces secas

CENA
Calabaza espagueti a la italiana*
Saltimbocca de pollo*
½ taza de melocotón cortado a rodajas
Ensalada campestre francesa*
Paleopiña colada*

DOMINGO

DESAYUNO

Frittata de verduras con huevo*

Manzanas con especias*

Infusión de hierbas

TENTEMPIÉ

Melón casaba a rodajas

Lonchas de pechuga de pavo

ALMUERZO

Ensalada de pollo a la brasa* (utiliza las sobras de la cena)

½ taza de moras frescas

Agua de balneario*

TENTEMPIÉ

Langostinos con chile y lima*

CENA

Asado de solomillo de vacuno*

Ensalada de canónigos de Mikey*

Coliflor para amantes de los carbohidratos*

½ taza de trozos de sandía

1 vaso de vino tinto o de agua mineral

DESAYUNO

Burrito con especias*

Brécol al vapor

Infusión de hierbas

TENTEMPIÉ

½ taza de moras y frambuesas mezcladas con almendras laminadas con albahaca fresca

ALMUERZO

Ensalada de bistec*

1 melocotón fresco cortado a rodajas

Agua de balneario*

TENTEMPIÉ

Sábanas de melón*

CENA

Entrante de espárragos*

Pez espada dulce y sabroso*

Ensalada de rúcula y aguacate*

Tupinambo salteado*

½ pomelo fresco o fruta de temporada

Agua de balneario*

MARTES

DESAYUNO
Asado de solomillo recalentado y huevos*
Pepino fresco
Agua con limón natural

TENTEMPIÉ
Virtuoso de verduras*

ALMUERZO
Ensalada de cactus*
Rodajas de mango
Infusión de hierbas

TENTEMPIÉ
Pera asiática
Nueces crudas

CENA
Rollitos de lechuga*
Ensalada de rúcula y aguacate*
Paleofajita al salteado*
Puntas de espárragos al vapor
1 vaso de vino tinto o de agua mineral

DESAYUNO
Trucha matutina*
Infusión de hierbas

TENTEMPIÉ
1 naranja fresca
2 palitos de Cecina del guerrero paleolítico*

ALMUERZO
Las sobras de la Paleofajita al salteado*
½ taza de melón cantalupo a dados
Ensalada verde variada
Infusión de hierbas

TENTEMPIÉ
Calabacines al vapor troceados con semillas de lino y zumo de limón
Pechuga de pollo a la parrilla

CENA
Pargo a la parrilla*
Ensalada de remolacha y frutos secos*
Rodajas de sandía
Verduras al vapor
Infusión de hierbas

DESAYUNO
Asado de solomillo recalentado y huevos*
Fruta del tiempo
Infusión de hierbas

TENTEMPIÉ
1 manzana fresca
¼ de taza de Frutos secos variados con especias*

ALMUERZO
Lonchas de pechuga de pavo
Espinacas salteadas con rodajitas de fresas y aliñadas con aceite de semillas de lino
Palitos de papaya
Agua de balneario*

TENTEMPIÉ
2 Huevos rellenos tropicales*

CENA
Gazpacho*
Ensalada asiática*
Rollitos de atún con especias*
Gajos de pomelo
Agua mineral con lima natural

VIERNES

DESAYUNO
Trucha matutina*
Rodajas de melón
Agua mineral con limón natural

TENTEMPIÉ
Minirrollitos de rosbif*

ALMUERZO
Paleotamales en hojas de platanero*
Espárragos al vapor
Naranja cortada a rodajas
Agua de balneario*

TENTEMPIÉ
Melocotón a rodajas
10 nueces de macadamia crudas

CENA
Higos rellenos de nueces pecanas*
Estofado perfecto en olla*
Verduras de hoja verde espolvoreadas con lino*
Fruta fresca de temporada
1 vaso de vino tinto o de agua mineral

SÁBADO

DESAYUNO
Sueño de coco y frutos del bosque*
2 huevos escalfados
Infusión de hierbas

TENTEMPIÉ
Virtuoso de verduras*

ALMUERZO
Estofado perfecto en olla* (utiliza las sobras del día anterior)
Ensalada verde variada con rodajas de aguacate
Mezcla de cerezas y frutos del bosque*
Infusión de hierbas

TENTEMPIÉ
Zanahoria cortada a rodajas y pimientos morrones para mojar en Guacamole sagrado*

CENA
Pollo entero al horno*
Panaché de verduras chamuscadas*
Ensalada griega paleolítica*
Fresas de Lorraine con nata*
1 vaso de vino blanco o de agua mineral

14

Festines y comidas para crossfitters y atletas

MANJARES

«Fritas» de paleoñame al horno

Salsa de manzana y canela para atletas

Higos empapados en expreso de Cristina

Batido de plátano y coco para después del entrenamiento

Carrera de fondo

Famoso batido para después de la carrera de Cris

Puré de ñame con especias

COMIDAS

Desayunos para «llenar» el depósito

Refuerzo para la tarde

Pollo para los que quieren triunfar

Desayuno para recuperar fuerzas

Celebración para la noche de la carrera

Cada vez que aparece un descubrimiento científico, un libro nuevo, una canción popular o una película en el escenario del mundo, el proceso suele estar tan relacionado con las personas que aceptan el pensamiento, creación o idea como con las que lo han creado. Por consiguiente, transmito mi agradecimiento y aprecio a todos los *crossfitter* y atletas del mundo que han adoptado la dieta paleolítica como su plan nutricional para lograr un máximo rendimiento, salud óptima y bienestar. Vuestro apoyo y entusiasmo por la dieta nativa de la humanidad ha convertido la palabra «paleo» en un término popular en todo el mundo. ¡Gracias!

Para los atletas y las personas muy activas, su dieta paleolítica necesitará algunos retoques extras para potenciar al máximo su rendimiento. Aunque Joel Friel y yo escribimos mucho sobre estos pequeños ajustes en mi segundo libro, *The Paleo Diet for Athletes*, aquí voy a hacer hincapié en algunos punto clave que has de recordar al preparar tus comidas y tentempiés.

Las reglas básicas del juego —carnes magras, pescado, frutas y verduras frescas, frutos secos y aceites saludables— siguen siendo las mismas. Sin embargo, para nutrir los músculos para carreras largas, nadar, ir en bicicleta y otros ejercicios duros, necesitarás fuentes concentradas de carbohidratos para reponer el glucógeno de los músculos, especialmente antes y después de hacer ejercicio. El ñame, el boniato, el plátano, los frutos secos, los zumos de frutas con mucho azúcar y las frutas frescas con mucho azúcar (véase el capítulo 1) son grandes fuentes de almidones concentrados y azúcares. A diferencia de los cereales refinados, estos alimentos puramente alcalinos evitan la pérdida del aminoácido glutamina del torrente sanguíneo, lo que ayuda a la conservación de la masa muscular.

Después de hacer ejercicio, además de consumir azúcares concentrados y almidones, asegúrate de que tomas suficiente proteína magra. Ésta es tu mejor fuente de aminoácidos de cadena de tres ramificaciones (leucina, isoleucina y valina) que estimulan directamente el crecimiento y la regeneración del músculo. En la página 293 citamos las concentraciones totales de aminoácidos de cadena ramificada en raciones de 1.000 calorías de alimentos comunes.

Alimento	Concentraciones totales de aminoácidos de cadena ramificada (gramos)
Clara de huevo seca (84 % de proteína)	43,4
Clara de huevo cruda	43,0
Proteína de suero (80 % de proteína)	35,4
Carne magra	33,6
Proteína de soja (70 % de proteína)	32,9
Huevo duro	13,3
Leche	12,1
Legumbres	11,9
Verduras frescas	7,7
Cereales integrales	6,1
Frutos secos y semillas	4,6
Tubérculos con almidón	1,7
Frutas	0,8

Es evidente que no recomiendo el suero concentrado o la proteína de soja, leche, legumbres o cereales integrales como fuentes de aminoácidos de cadena ramificada, porque son alimentos que afectan negativamente a tu salud y tu bienestar. Si no tienes alergia a los huevos o una enfermedad autoinmune, añadir claras de huevo a los batidos de fruta fresca los convierte en una bebida ideal para después del ejercicio. Estas deliciosas bebidas son fuentes concentradas de aminoácidos de cadena ramificada, se digieren bien, y las frutas trituradas restauran rápidamente el glucógeno de tus músculos. Revisa el Famoso batido para después de la carrera de Cris (pág. 298). Es delicioso y bueno para ti.

Observarás que en este capítulo incluimos pequeñas cantidades de sal en las comidas y tentempiés que son perfectamente aceptables para los atletas de elite, que pueden perder demasiada sal a través del sudor.

Una última observación: no recomiendo las patatas a nadie, ni a los atletas, porque no sólo son alimentos con una alta carga glucémica, sino fuentes concentradas de dos saponinas (alfa chaconina y alfa solanina) que afectan negativamente a la barrera intestinal.

MANJARES

«Fritas» de paleoñame al horno

Para los atletas de deportes de resistencia que siguen la dieta paleolítica, los productos de nutrición que se ofrecen en el mercado dejan mucho que desear. Los ñames son una excelente alternativa para nutrir el cuerpo para el entrenamiento y la carrera. Y añadir una pizca de sal ayuda a compensar la pérdida de electrolitos que se produce con el sudor. Fácil de preparar, sabroso y sin las saponinas que se encuentran en las patatas fritas, este delicioso manjar se conserva bastante bien en la nevera y es una opción perfecta para antes o después de la práctica de tu deporte. **4 RACIONES**

2 ñames grandes
2 cucharadas de aceite de oliva virgen extra
1 cucharada de ajo en polvo
Sal y pimienta negra al gusto
Pimienta de cayena al gusto (opcional)

Precalienta el grill del horno. Corta los ñames a lo largo a tiras de poco más de 1 centímetro. Rocíalas con el aceite y el ajo en polvo y remuévelas. Ponlas en una bandeja de horno sobre una hoja de papel para cocinar. Hornéalas veinte minutos y dales la vuelta a medio hacer. Los ñames están hechos cuando se pueden pinchar fácilmente con un tenedor.

Saca las tiras de ñame del horno y sazónalas con sal y pimienta. Échales cayena al gusto. Déjalas enfriar cinco minutos.

Salsa de manzana y canela para atletas

Fácil de digerir y rápido de comer, este tentempié es la opción perfecta para antes de una sesión de marcha rápida en la cinta de andar o de natación en la piscina. A Nell le gusta acompañar la salsa de manzana con huevos duros antes de sus sesiones de entrenamiento. **4 RACIONES**

2 ramitas de canela

4 manzanas Golden grandes peladas, sin corazón y troceadas

1 cucharadita de extracto de vainilla

Pon unos dos dedos de agua en una olla de 4 litros y coloca la cesta para cocer al vapor. Mete las ramitas de canela en la cesta y hierve el agua. Echa las manzanas y cuécelas veinte minutos hasta que estén blandas. Déjalas enfriar cinco minutos y bátelas en un robot de cocina hasta hacerlas puré. Añade el extracto de vainilla y deja enfriar la salsa treinta minutos antes de servirla.

Higos empapados en expreso de Cristina

Un poco de cafeína antes de hacer ejercicio de resistencia nos da un empujoncito para la sesión de entrenamiento. La liberación rápida de azúcar de los higos es un complemento de última hora para las reservas de glucógeno. Haz una cantidad generosa y guárdalos en la nevera para tenerlos a mano para tu próxima sesión. **4 RACIONES**

4 higos secos

115 g de café expreso recién hecho

Sumerge los higos en el expreso durante unos minutos.

Batido de plátano y coco
para después del entrenamiento

Esta sabrosa bebida, rápida y fácil de preparar, es un gran recurso para después de una breve sesión de ejercicio. Disfruta después de tu sesión restaurando tus niveles de potasio y rellenando el depósito. **2 RACIONES**

2 plátanos grandes muy maduros (con manchas negras)

1 ración de proteína de clara de huevo en polvo

4 cucharadas de coco fresco rallado

Nuez moscada recién molida al gusto

Bate los plátanos en un robot de cocina o en una batidora hasta hacerlos puré. Añade la mitad de la clara de huevo en polvo y vuelve a batir, luego echa el resto de la clara de huevo. Bate bien todos los ingredientes. Adórnalo con el coco y la nuez moscada al gusto.

Carrera de fondo

Muchos de los productos de nutrición para deportistas son más o menos barritas de caramelo disfrazadas. Este apetitoso tentempié es una fabulosa elección para llevar encima el día de la gran carrera.   **4 RACIONES**

2 ñames grandes horneados

4 cucharadas de almendras laminadas y tostadas

1 cucharadita de canela en polvo

1 cucharadita de sal pura

Corta los ñames a lo largo. Reparte las almendras en cuatro raciones iguales y presiónalas sobre la pulpa de los ñames. Espolvoréalos con la canela en polvo y la sal. Envuélvelos con película de plástico y dales la forma de rollito. Ponlos en el congelador treinta minutos.

Famoso batido para después
de la carrera de Cris

Un elemento indispensable en la dieta de cualquier atleta de resistencia es la bebida de recuperación. Recargar las reservas de glucógeno, reconstruir los músculos y restaurar la energía es importante después de cualquier entrenamiento. Este delicioso batido cumple todas esas funciones, con sus frutas frescas, que puedes ir variando para no aburrirte de su sabor.

236 cc de infusión de té negro fría y sin azúcar
½ taza de hielo helado
1 ración de proteína de clara de huevo en polvo
2 plátanos
1 cucharadita de L-glutamina en polvo
Una pizca de sal

Bate un minuto el té con el hielo en una batidora. Añade la proteína en polvo, los plátanos, la L-glutamina y la sal. Bátelo todo bien. Sale una ración.

VARIACIONES

PLÁTANO-MELÓN: plátano con zumo de sandía
SUEÑO TROPICAL: mango con zumo de piña
CHUTE DE POTASIO: melón cantalupo con zumo de naranja
HUERTO DE PERAS: pera con zumo de manzana

Puré de ñame con especias

Este tentempié es otra gran opción para antes o después del entrenamiento apto para cualquier época del año. **2 RACIONES**

2 ñames grandes al horno
1 cucharadita de sal pura
¼ de cucharadita de nuez moscada
¼ de cucharadita de canela en polvo
¼ de cucharadita de pimienta de Jamaica recién molida
4 cucharadas de pasas

Pon los ñames en un robot de cocina y tritúralos hasta hacerlos puré. Añade sal, nuez moscada, canela y pimienta. Adórnalos con las pasas.

Desayunos para «llenar» el depósito

Empieza tu entrenamiento con el tanque lleno de combustible de primera. Estos alimentos digestivos, con una carga glucémica más alta de la que consumes habitualmente en tus comidas, te ayudarán a conseguir todas tus metas deportivas. **2 RACIONES**

2 batidos de Explosión de plátano (pág. 260)
1 ñame al horno grande
Una pizca de sal

Prepara los batidos. Corta el ñame a lo largo y sazónalo con la sal.

Refuerzo para la tarde

¿Estás intentando tener llenos tus depósitos de glucógeno en tu segundo día de entrenamiento? Comer alimentos auténticos en vez de comida preparada te ayudará a ir en cabeza. **1 RACIÓN**

1 plátano
4 claras de huevo
Nuez moscada al gusto
Una pizca de sal

Corta el plátano a rodajas gruesas y mézclalo con las claras de huevo en un bol pequeño. Espolvoréalo con nuez moscada y sal. Deberías comértelo una hora antes del entrenamiento.

Pollo para los que quieren triunfar

Una forma equilibrada de cargar baterías para el duro y largo día de entrenamiento que te espera a la mañana siguiente. Esta comida no es para cobardes: contiene todos los paleoingredientes que necesitarás para una sesión de entrenamiento duro y pronto se convertirá en tu favorita. Sírvela con nuestro Panaché de verduras chamuscadas (pág. 209) como acompañamiento. **4 RACIONES**

2 pechugas de Pollo entero al horno (pág. 113)
2 cucharadas de aceite de oliva virgen extra
2 ñames al horno grandes cortados por la mitad a lo largo
Pimienta negra recién molida

Corta las pechugas de pollo por la mitad. Calienta el aceite en una sartén de hierro a fuego medio. Recalienta el pollo asado en la sartén.

Añade los ñames con la pulpa hacia abajo y tápalos. Caliéntalos cinco minutos, dándoles la vuelta cuando haya transcurrido la mitad del tiempo. Sazónalos con sal y pimienta al gusto.

Desayuno para recuperar fuerzas

Una comida rica en proteínas tras un entrenamiento extenuante te ayudará a cosechar los máximos beneficios de tu esfuerzo. **2 RACIONES**

2 cucharaditas de aceite de oliva virgen extra

8 huevos omega 3

1 tomate pequeño cortado a dados

2 cebolletas cortadas a dados

1 cucharadita de albahaca fresca

115 g de Pechuga de pavo asado (pág. 121)

Pimienta de cayena al gusto

Calienta el aceite en una sartén de hierro a fuego medio. Bate los huevos en un bol pequeño con un batidor de metal. Échalos en la sartén y cocínalos dos minutos, despegando los bordes con una espátula de silicona cada treinta segundos.

Añade el tomate, las cebolletas, la albahaca y el pavo asado. Cierra la tortilla y cocínala un par de minutos más. Córtala por la mitad y sírvela en dos platos. Sazónala con pimienta al gusto.

Celebración para la noche de la carrera

Tras una dura carrera o competición, lo más probable es que te apetezca una comida potente. Es el momento de disfrutar de esta comida para días especiales que te recargará de energía y te ayudará a recuperarte para el siguiente gran acontecimiento. Sirve las hamburguesas de bisonte con las «Fritas» de paleoñame al horno (pág. 294) y el Salteado de espinacas de Sandy Point (pág. 214). **2 RACIONES**

500 g de carne magra picada de bisonte

2 cucharadas de aceite de oliva virgen extra

2 hojas de lechuga grandes

½ aguacate cortado a rodajas

¼ de cebolla roja pequeña a rodajas

Los paleocondimentos que prefieras (véase el capítulo 11)

Enciende la parrilla a fuego medio. Mezcla el bisonte con el aceite y dale la forma de dos hamburguesas grandes. Haz las hamburguesas a la parrilla durante quince minutos y dales la vuelta cuando estén a medio hacer. Colócalas en las hojas de lechuga junto con el aguacate, la cebolla y demás condimentos.

FUENTES

Sitios web recomendados

Página web de Loren Cordain sobre la dieta paleolítica
www.thepaleodiet.com

Página web de Loren Cordain para la cura del acné a través de la dieta
http://www.dietaryacnecure.com/

Página web de Robb Wolf
http://robbwolf.com/

Página web de Don Wiss sobre la dieta paleolítica
http://paleodiet.com/

Libros recomendados

Cordain, Loren, *The Dietary Cure for Acne*. Fort Collins, CO: Paleo Diet Enterprises LLC, 2006.

—, *La dieta paleolítica: Pierda peso y gane salud con la dieta ancestral que la naturaleza diseñó para usted*, Barcelona, Ediciones Urano, 2002.

Cordain, Loren, y Joe Friel, *The Paleo Diet for Athletes: A Nutritional Formula for Peak Athletic Performance*, Emmaus, PA: Rodale Press, 2005.

Proveedores de alimentos relacionados con la dieta paleolítica

Paleomarcas

http://www.paleobrands.com/

Proveedores de carne de caza

Broken Arrow Ranch
3296 Junction Highway
Ingram, TX 78025
www.brokenarrowranch.com

Exotic Meat Market
130 Walnut Avenue, Unit A-18
Parris, CA 92571
http://exoticmeatmarket.com/

Exotic Meats USA
1330 Capita Blvd.
Reno, NV 89502
www.exoticmeatsandmore.com/

Game Sales International
P.O. Box 7719
Loveland, CO 80537
www.gamesalesintl.com

Grand Natural Meat
P.O. Box 10
Del Norte, CO 81132
www.elkusa.com

Hills Foods Ltd.
Unit 130 Glacier Street
Coquitlam, British Columbia
Canada V3K 5Z6
www.hillsfoods.com

Mount Royal Game Meat
3902 N. Main
Houston, TX 77009
www.mountroyal.com

Polarica
105 Quint Street
San Francisco, CA 94124
www.polarica.com

Proveedores de carne, huevos y productos lácteos ecológicos

La extensa gama de productos de Jo Robinson de carnes, huevos y lácteos ecológicos en Estados Unidos y Canadá
http://www.eatwild.com/

ÍNDICE TEMÁTICO

aceite de aguacate, 61
aceite de nueces, 36
aceite de nuez de macadamia, 38
aceite de oliva, 36-39
aceites para cocinar, 37
aceites vegetales, 36
ácido alfalinolénico, 158
ácido docosahexaenoico, 158
ácido eicosapentaenoico, 158
ácido erúcico, 37, 38
ácido láurico, 54
ácidos grasos, 24, 26, 28, 30, 35, 37, 38, 53, 54, 75, 91, 128, 146, 147, 158, 161, 162, 232
acné, 16, 17, 18, 162, 305
Aguacate
    Crema para mojar de nueces, semillas de lino y aguacate, 236
    Ensalada de rúcula y aguacate, 186, 284, 285
    Guacamole sagrado, 120, 240, 289
Agua de balneario, 264, 276, 278, 281, 283, 284, 287, 288
ALA (ácido alfalinolénico), 158
alcohol, 39, 40
alimentos básicos para la dieta paleolítica, 61-62
alimentos de origen animal, 23
alimentos ecológicos, 71

alimentos no paleolíticos que hemos de comer con moderación, 39
alimentos que debes evitar, 41-44
alimentos salados, 43
aliños de ensalada, 231-232
    Aliño de ensalada como entrante, 242, 280
    Aliño para ensalada de espinacas, 252
    Aliño ruso con omega-3 para ensaladas, 253
Alioli básico, 243
Almendrado de avestruz, 154
aluminio, 47
Amante de la calabaza, 257
Amante del melocotón, 257
aperitivos, *véase tentempiés y aperitivos*
Archives of Dermatology, 18
arroz, 42
arroz salvaje, 42
artritis reumatoide, 45, 46, 48, 162
Asado de solomillo de vacuno, 130, 283
Asado de solomillo recalentado y huevos, 78, 285, 287
atletas, recetas para, 291-294
    Batido de plátano y coco para después del entrenamiento, 296
    Carrera de fondo, 297
    Celebración para la noche de la carrera, 304

Desayuno para recuperar fuerzas, 303

Desayunos para «llenar» el depósito, 300

Famoso batido para después de la carrera de Cris, 293, 298

«Fritas» de paleoñame al horno, 294, 304

Higos empapados en expreso de Cristina, 295

Pollo para los que quieren triunfar, 302

Puré de ñame con especias, 299

Refuerzo para la tarde, 301

Salsa de manzana y canela para atletas, 295

avena, 42

aves de corral, 107-109

azúcar en la sangre, 15, 29, 30, 48, 56, 259

Baba Ganoush, 245

Batido base, 260

Batido de plátano y coco para después del entrenamiento, 296

Batidos energéticos, 260-261

bebidas, 257-259

    Agua de balneario, 264, 276, 278, 281, 283, 284, 287, 288

    Batidos energéticos, 260-261

    evitar ciertos tipos de, 40

    Famoso batido para después de la carrera de Cris, 298

    Mango Margarita Mambo, 263, 280

    Paleopiña colada, 262, 282

berenjenas

    Baba Ganoush, 245

    Berenjena y albahaca salteada, 218

Verduras a la francesa (*ratatouille*), 223

Berzas ahumadas al estilo del Sur, 217

bisonte, 145-147

    Bistec de bisonte con cebolla caramelizada, 150

    Cecina del guerrero paleolítico, 155, 286

    Costillas de bisonte a la barbacoa al estilo de William Cody, 152

    Hamburguesas de bisonte salvaje, 149

    Pastel de carne y shiitake, 151

    Pimientos morrones rellenos de carne de bisonte, 148, 279

    Véase también vacuno

Bonanza de plátano, 273

BPA (bisfenol A), 65

Brécol caramelizado con piel de naranja, 213, 279

Brochetas de langostinos, 105

Burrito con especias, 85, 284

Calabacines amarillos con frutos secos, 207

Calabacines baby con zanahorias al horno, 206

Calabaza espagueti a la italiana, 205, 282

Caldo de pollo, 116, 117, 118, 125, 131, 134, 136, 137, 141, 165, 168, 211, 216, 219, 228, 244

cangrejo

    Ensalada de limón y cangrejo, 192

    Pastelitos de cangrejo, 172

    Patas de cangrejo endiablado, 177

capsaicina, 47

cardiopatías, 161

cardiovasculares, enfermedades, 20, 44, 54

carga glucémica, 30, 48, 129, 294, 300

Carne asada, 132, 281

carne de bisonte, caza y cecina, 145-147

Carne de pavo ennegrecida al estilo cajún, 122

carnes
    contenido de grasa total y proteína, 24
    procesadas, 24
    Véase también nombres individuales de las recetas

carnes magras, 15, 20, 25, 51, 128, 129, 292

Carrera de fondo, 297

caza, carne de
    Almendrado de avestruz, 154
    Faisán asado con hierbas, 125
    Hamburguesas de pato picado con romero, 124
    Pechugas de pato salteadas, 123

cebada, 41

cecina, 145-147

Cecina del guerrero paleolítico, 155, 286

Celebración para la noche de la carrera, 304

celíaca, enfermedad, 46-47

centeno, 42

Centro de Investigación para Celíacos de la Universidad de Maryland, 46

cereales, 15, 16, 18, 21, 23, 24, 30, 41, 47, 48, 49, 53, 57, 60, 74, 128, 172, 184, 202, 203, 232, 258, 292, 293

Champiñones Monterrey, 222

Champiñones rellenos, 104

Chutney de albaricoque, 234

Cola de langosta al horno, 173

colección de cuchillos, 65

Coles de Bruselas con chalotas y pecanas, 212

colesterol oxidado, 53

Coliflor para amantes de los carbohidratos, 216, 283

colitis ulcerosa, 45, 46, 162

colza, aceite, 37-38

compota de frutas, 231-232

Compota de fruta con brandy, 272

condimentos, 231-232
    Baba Ganoush, 245
    Chutney de albaricoque, 234
    Crema para mojar de nueces, semillas de lino y aguacate, 236
    Curry de coco cremoso, 233
    Guacamole sagrado, 120, 240, 289
    Mayonesa enriquecida con omega-3, 109, 210, 249, 250
    Salsa de frambuesas para barbacoa, 255
    Salsa de melocotón con garra, 109, 238
    Salsa de tomate ácida, 237
    Salsa de tomate de Ray, 251, 255
    Salsa marinada clásica, 235
    Salsa para mojar verduras, 250
    Véase también aliños de ensalada; salsas y compotas de frutas

cooperativa de alimentos, 71

Cordain, Loren, 11, 12, 305

Cordain, Lorrie, 12

Costillas de bisonte a la barbacoa al estilo de William Cody, 152

Crema para mojar de nueces, semillas de lino y aguacate, 236

crossfitters, véase atletas, recetas para

cultivar, 71

Curry de coco cremoso, 233

Delicia de paleolangostinos, 176
Delicia de salmón salvaje, 82, 276
Deliciosos grelos, 224
desayunos, 73-75
    Asado de solomillo recalentado y
        huevos, 78, 285, 287
    Burrito con especias, 85, 284
    Delicia de salmón salvaje, 82, 276
    Desayuno de crudos, 83
    Desayuno exprés, 86
    Desayuno para recuperar fuerzas,
        303
    Desayunos para «llenar» el depósito,
        300
    Frittata de verduras con huevo, 79,
        283
    Huevos escalfados sobre verduras
        asadas, 81
    Paraíso de pollo y verduras, 80
    Revuelto de langostinos, 87, 279
    Tortilla al estilo del Sur de
        California, 76, 278
    Tortilla de pavo salvaje, 77, 280
    Trucha matutina, 84, 160, 286, 288
DHA (ácido docosahexaenoico), 28, 29,
    30, 38, 75, 91, 152, 158, 161
Diente de león con un toque picante,
    215
directrices de la cocina paleolítica,
    51-52
    Compra alimentos de proximidad,
        70
    Hazlo tú mismo, 70

economizar en la dieta paleolítica, 69-71
enfermedades autoinmunes, 16, 20, 35,
    40, 44, 46, 47, 48, 49, 203
enfermedades cardiovasculares, 20, 44,
    54

ensaladas, 183-185
    Ensalada asiática, 210, 287
    Ensalada campestre francesa, 187,
        282
    Ensalada César de salmón, 190,
        282
    Ensalada de autor, 200, 279
    Ensalada de bistec, 199, 284
    Ensalada de cactus, 193, 279,
        285
    Ensalada de canónigos de Mikey,
        196, 283
    Ensalada de fresas y espinacas, 198,
        281
    Ensalada de hierbas varias, 197,
        276
    Ensalada de limón y cangrejo, 192
    Ensalada de pollo a la brasa, 195,
        283
    Ensalada de remolacha y frutos
        secos, 191, 286
    Ensalada de rúcula y aguacate, 186,
        284, 285
    Ensalada griega paleolítica, 194,
        280, 289
    Ensalada Niçoise de atún, 189,
        278
    Ensalada paleocaprese, 188
Entrante de espárragos, 94, 284
EPA (ácido eicosapentaenoico), 28, 29,
    30, 38, 75, 91, 152, 158, 161
Escalopines de ternera, 136
esclerosis múltiple, 45, 46, 48, 49, 162
Estofado de buey al vino de Borgoña,
    134
Estofado de paletilla de cerdo, 137
Estofado de pollo con apio, 118, 277
estofado de trucha de río de Richard, El,
    168
Estofado de vacuno con verduras, 131

Estofado perfecto en olla, 141, 288, 289
Explosión de plátano, 260, 300

Faisán asado con hierbas, 125
Famoso batido para después de la
carrera de Cris, 293, 298
Fasano, Alessio, 46
festines y comidas para *crossfitters* y
atletas, 291-304
Filete de salmón con nectarina, 179
Fletán escalfado, 171
Fresas de Lorraine con nata, 267, 289
«Fritas» de paleoñame al horno, 294,
304
Frittata de verduras con huevo, 79, 283
fruta
    Batido de plátano y coco para
    después del entrenamiento,
    296
    Batidos energéticos, 260-261
    Brécol caramelizado con piel de
    naranja, 213, 279
    Ensalada de fresas y espinacas, 198,
    281
    Famoso batido para después de la
    carrera de Cris, 293, 298
    Filete de salmón con nectarina, 179
    Higos empapados en expreso de
    Cristina, 295
    Paleopiña colada, 262, 282
    Pinchos de langostinos y piña, 180
    Puré de plátano y fresa, 248
    Sábanas de melón, 99, 284
    Salsa de arándanos rojos para
    fiestas, 241
    Salsa de frambuesas para barbacoa,
    255
    Salsa de manzana y canela para
    atletas, 295

Salsa de melocotón con garra, 109,
238
Solomillo de alce con salsa de
cerezas, 153
Solomillo de cerdo relleno de
albaricoques, 138
Vieiras con melocotón y jengibre,
166
fruta seca, 30, 36, 41, 95
Frutos secos variados con especias, 103,
287
Frutos secos y semillas, 35
Fusión original de col rizada de Nell, 226

ganadería industrial, 23, 56, 146, 147
Gazpacho, 96, 287
gliadina, 46, 47
glucoalcaloides, 47, 48
granel, alimentos a, 69-70
grasa, en las carnes, 23-25
grasas saturadas, 24, 54
Guacamole sagrado, 120, 240, 289

Hamburguesas de bisonte salvaje, 149
Hamburguesas de pato picado con
romero, 124
Hamburguesas de salmón salvaje y
albahaca, 175
Hatano Research Institute (Japón), 38
Higos empapados en expreso de
Cristina, 295
Higos rellenos de nueces pecanas, 95,
288
huesos, salud, 55
huevos
    Asado de solomillo recalentado y
    huevos, 78, 285, 287
    Burrito con especias, 85, 284

Desayuno para recuperar fuerzas, 303

Frittata de verduras con huevo, 79, 283

Huevos escalfados sobre verduras asadas, 81

Huevos rellenos tropicales, 102, 279, 287

Refuerzo para la tarde, 301

Tortilla al estilo del Sur de California, 76, 278

Tortilla de pavo salvaje, 77, 280

insulina, 24, 30, 36, 40, 48, 128, 162, 202

«intestino permeable», 46

Kebabs griegos de pechuga de pollo, 114

lácteos, 16, 18, 21, 23, 41, 48, 49, 55, 56, 128, 172, 307

Langostinos con chile y lima, 92, 283

La parrilla kona de Marjorie, 257, 271, 280

lectinas, 47, 48, 55

legumbres, 16, 23, 33, 35, 42, 47, 48, 49, 55, 58, 60, 128, 203, 293

Lenguado con soul, 157, 170

lino, aceite de semillas de, 63

lista de alimentos no paleolíticos, 56-60

Luau al amanecer, 257

Lubina a la papillote, 1164

Lubina a la sartén, 169

maíz, 20, 41

Mango Margarita Mambo, 263, 280

Manjares, 291-299

manzanas

Manzanas al horno, 265, 278

Manzanas con especias, 266, 283

Salsa de manzana y canela para atletas, 295

Mayonesa enriquecida con omega-3, 109, 210, 249, 250

Melonmanía, 282

Mezcla de cerezas y frutos del bosque, 269, 289

mijo, 41

Minirrollitos de rosbif, 97, 288

musaka de Ike, La, 142, 280

nitratos, 24, 56, 71

nitritos, 24, 56, 147

Ohara, doctor, 38

Olé de mango y fresas, 93

omega-3, 24, 28, 30, 33, 35, 37, 38, 53, 64, 75, 76, 77, 78, 79, 81, 82, 83, 85, 87, 91, 102, 105, 109, 129, 146, 147, 148, 149, 151, 158, 161, 162, 163, 168, 172, 175, 179, 181, 185, 190, 210, 231, 236, 249, 250, 253, 254

omega-6, 24, 35, 37, 54, 146, 232

paleoalimentos frescos, 62

Paleofajita al salteado, 135, 285, 286

Paleofajitas de pavo, 120

Paleohamburguesas de pavo, 119

Paleopesto, 239

Paleopiña colada, 262, 282

Paleopotaje tropical de Rook, 270

Paleopozole, 140

Paleotamales en hojas de platanero, 133, 288

Panaché de verduras chamuscadas, 209,
289, 302
Papilla de calabaza, 247, 261
Papilla de piña y melocotón, 246
Paraíso de pollo y verduras, 80
Pargo a la parrilla, 167, 286
Pastel de carne y shiitake, 151
Pastelitos de cangrejo, 172
Patas de cangrejo endiablado, 177
patatas, 20, 30, 33, 48, 49, 52, 53, 74, 203,
216, 232, 293, 294
Pechuga de pavo asado, 77, 94, 115, 121,
217, 303
Pechugas de pato salteadas, 123
pescado
crudos, 68-69
Delicia de salmón salvaje, 82, 276
Desayuno de crudos, 83
El estofado de trucha de río de
Richard, 168
enlatados, 53
Ensalada César de salmón, 190,
282
Ensalada Niçoise de atún, 189, 278
Filete de salmón con nectarina, 179
Fletán escalfado, 171
Hamburguesas de salmón salvaje y
albahaca, 175
Lenguado con soul, 170
Lubina a la papillote, 164
Lubina a la sartén, 169
Pargo a la parrilla, 167, 286
Pez espada asado con mezcla de
setas, 174
Pez espada dulce y sabroso, 181,
284
Rollitos de atún con especias, 178,
287
Salmón a la tabla de cedro, 163,
281

Sopa de verduras con lubina, 165
Tacos de tilapia, 182, 276
Pescado y marisco, 157-162
Pimientos morrones rellenos de carne
de bisonte, 148, 279
Pinchos de langostinos y piña, 180
plátanos
Batido de plátano y coco para
después del entrenamiento,
296
Bonanza de plátano, 273
Puré de plátano y fresa, 248
Refuerzo para la tarde, 301
Platos vegetarianos, 201-203
Poiikonen, doctor, 38
Pollo al estilo de Colorado, 116
Pollo casero, 111
Pollo con coco y anacardos, 112, 276
Pollo entero al horno, 80, 98, 113, 289,
302
Pollo Marsala, 117
Pollo paleolítico a la cazuela, 110
Pollo para los que quieren triunfar, 302
postres, 265
Bonanza de plátano, 273
Compota de fruta con brandy, 272
Fresas de Lorraine con nata, 267,
289
La parrilla kona de Marjorie, 271,
280
Manzanas al horno, 265, 278
Manzanas con especias, 266, 283
Mezcla de cerezas y frutos del
bosque, 269, 289
Paleopotaje tropical de Rook, 270
Sorbete de almendras y melocotón
de Pat, 268, 276
proteínas
para atletas, 292-293
proteína seca en polvo, 62

Puerros con ajo estofados, 219
Puré de ñame con especias, 299
Puré de plátano y fresa, 248

refuerzo para la tarde, 301
régimen alimentario de la dieta
    paleolítica para dos semanas,
    275-290
regla del 85-15, 21
reinventa las sobras, 72
Relleno al horno para días festivos,
    228
Remolachas tostadas asadas, 191, 225
Revuelto de langostinos, 87, 279
Rollitos de atún con especias, 178, 287
Rollitos de lechuga, 98, 285

Sábanas de melón, 99, 284
salmón
    Delicia de salmón salvaje, 82, 276
    Ensalada César de salmón, 190,
        282
    Filete de salmón con nectarina,
        179
    Hamburguesas de salmón salvaje y
        albahaca, 175
    Salmón a la tabla de cedro, 163,
        281
salsa, 231-232
    Salsa de arándanos rojos para
        fiestas, 241
    Salsa de frambuesas para barbacoa,
        255
    Salsa de manzana y canela para
        atletas, 295
    Salsa de melocotón con garra, 109,
        238
    Salsa de tomate ácida, 237

salsa de tomate con omega-3, 254
Salsa de tomate de Ray, 251, 255
Salsa marinada clásica, 235
Salsa para mojar verduras, 250
Salsa tártara, 250
Salteado de espinacas de Sandy Point,
    214, 281, 304
saltear, 39
Saltimbocca de pollo, 115, 282
saponinas, 47, 48, 49, 55, 208, 294
semillas parecidas a los cereales, 42
Setas silvestres asadas, 221
Solomillo de alce con salsa de cerezas,
    153
Solomillo de cerdo relleno de
    albaricoques, 138
Sopa de brécol, 211, 276
Sopa de verduras con lubina, 165
Sorbete de almendras y melocotón de
    Pat, 268, 276
sorgo, 42
Sueño de coco y frutos del bosque, 289

Tacos de tilapia, 182, 276
temperaturas de cocción, 67
Tentempiés y aperitivos, 89-91
Tomates rellenos, 100
Tortilla al estilo del Sur de California,
    76, 278
Tortilla de pavo salvaje, 77, 280
tres niveles de la dieta paleolítica, 21
trigo, 42
Trucha matutina, 84, 160, 286, 288
tubérculos con fécula, 43
Tupinambo salteado, 208, 284

una cocina higiénica, 68
Universidad del Sur de California, 17

Universidad de Tempere (Finlandia), 38
utensilios de cocina, 64-66

Vacuno, 127-129, *véase también bisonte*
  Asado de solomillo de vacuno, 78,
    130, 283
  Asado de solomillo recalentado y
    huevos, 78, 285, 287
  Burrito con especias, 85, 284
  Carne asada, 132, 281
  Cecina del guerrero paleolítico, 155,
    286
  Ensalada de autor, 200, 279
  Ensalada de bistec, 199, 284
  Escalopines de ternera, 136
  Estofado de buey al vino de
    Borgoña, 134
  Estofado de vacuno con verduras,
    131
  Estofado perfecto en olla, 141, 288,
    289
  Minirrollitos de rosbif, 97, 288

Paleofajita al salteado, 135, 285,
  286
Paleotamales en hojas de platanero,
  133, 288
Vacuno, cerdo y cordero, 127-129
Verduras a la francesa (*ratatouille*), 223
Verduras de hoja verde espolvoreadas
  con lino, 220, 288
Verduras de invierno, 227
Verduras en juliana salteadas, 204
verduras recomendadas, 33
Vieiras con melocotón y jengibre, 166
vino, 39, 40, 84, 91, 104, 105, 117, 118,
  127, 128, 134, 137, 138, 141, 151,
  153, 164, 174, 189, 199, 219, 235,
  252, 258, 276, 279, 280, 283, 285,
  288, 289

Wakame Tokio de sésamo, 229

zumos, 44